养生固本 健康人生

升级版

王新陆 ◎ 著

中国医药科技出版社

内容提要

本书采用对话的形式，将养生之道用朴素的语言娓娓道来。围绕着中医养生最根本的三调养：正气、阴阳、脏腑，着眼于日常生活中的四合理：饮食、起居、运动、情志，深入浅出地解析养生的缘起、基本的原则，各类人群的养生要点及养生中存在的问题，了解可以通过哪些表现判断身体的健康状态以及简单的养生技巧和方法，真正响应国家"健康中国"的建设行动，让全民享受"健康人生"。

您可以在闲暇的片刻，随时打开书中任何一个章节，扫描书中二维码，即可观看专家养生讲座，轻松品读，并常常实践，就会体会到健康带来的力量。

图书在版编目（CIP）数据

养生固本 健康人生 / 王新陆著 . -- 2 版 . -- 北京：中国医药科技出版社，2018.1
ISBN 978-7-5067-9644-6

Ⅰ . ①养… Ⅱ . ①王… Ⅲ . ①养生（中医）—基本知识 Ⅳ . ① R212

中国版本图书馆 CIP 数据核字 (2017) 第 253499 号

责任编辑 黄坤

出版 中国医药科技出版社
地址 北京市海淀区文慧园北路甲 22 号
邮编 100082
电话 发行：010-62227427 邮购：010-62236938
网址 www.cmstp.com
规格 880×1230 mm $^1/_{32}$
印张 $5^3/_4$
字数 85 千字
初版 2012 年 1 月第 1 版
版次 2018 年 1 月第 2 版
印次 2018 年 1 月第 1 次印刷
印刷 北京盛通印刷股份有限公司
经销 全国各地新华书店
书号 ISBN 978-7-5067-9644-6
定价 25.00 元

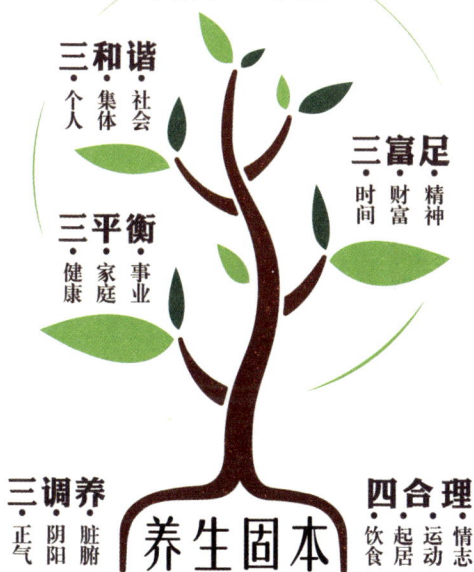

健康人生

三·和谐
个人·集体·社会

三·富足
时间·财富·精神

三·平衡
健康·家庭·事业

三·调养
正气·阴阳·脏腑

四·合理
饮食·起居·运动·情志

养生固本

弘揚中華優秀

創造平衡富足

养生文化
和谐的健康人生

"是故圣人不治已病治未病，不治已乱治未乱，此之谓也。

夫病已成而后药之，乱已成而后治之，譬犹渴而穿井，斗而铸锥，不亦晚乎。"

——《黄帝内经》

目录

再版序

拥抱健康人生

健康，是人类最基本的需求。健康，不仅仅是身体的健康，还包括了心理的健康、良好的社会适应能力，以及良好的品德。现在，伴随中国经济的发展与腾飞，健康长寿已经成为人们评判幸福最为重要的标准之一，是国人共同的向往和追求。

中医药是中华文明的重要载体，在人民健康事业中发挥独特作用。"没有全民健康，就没有全面小康"，国家高度重视人民健康和中医药发展，陆续出台了《"健康中国2030"规划纲要》、《中医药发展战略规划纲要（2016-2030年）》、《中华人民共和国中医药法》、《中医药"一带一路"发展规划（2016-2020年）》等，把人民健康放在优先发展的战略地位，把中医药发展上升为国家战略。

无限极自创立以来，就以"弘扬中华优秀养生文化，创造平衡、富足、和谐的健康人生"作为企业的使命，从历史悠久的中华养生文化中汲取能量，倡导"养生固本，健康人生"的健康理念。通过与多方的合作，我们普及养生知识，提升全民素养；我们一直坚持用中草药健康产品来提升大众健康水平，让人人都能享受到平衡、富足、和谐的健康人生！

惟有让更多人获得健康的身体，拥有健康的人生，走向更加美好的未来，我们的使命才更有意义、更有价值。这不是一个人的事情，它更需要社会广泛的力量共同参与、共同推动、共同实现。

非常荣幸，无限极健康理念得到了众多行业专家的认可，其中就有国内中医界权威人士、知名学者、获得首届"全国名中医"荣誉称号的王新陆教授。更加高兴的是，王新陆教授也对我们给予了鼎力支持，于2012年出版了《养生固本 健康人生》这本书，将中医养生的精妙理论书写成通俗易懂、活泼有趣的文字，如杨枝甘露滋润每一位喜爱养生、追求健康者的心灵。本书自2012年上市以来，受到读者的广泛好评，荣获"2012十大健康图书"称号，入选国家新闻出版广电总局"首届向全国推荐中华优秀传统文化普及图书"推荐名单，畅销20多万册。

随着时代的发展，生活水平的提高，人们对健康的需求也越来越多，作为书籍也应当与时俱进。为此，本书进行了改版升级：增加了四合理行动指引和人群养生内容，扫描二维码观看王新陆教授微视频讲座。相信这本书为你带来"听、读、观"的美好体验，感悟生命的价值，收获健康人生。

衷心希望每一位追求健康的人士能从中受益，并带动更多人一起付诸实践，享有健康人生。祝愿大家身体健康、家庭幸福、事业进步！

李惠森

2018 年 1 月 1 日

前言

　　健康是人生的根本、事业的基石，是促进人的全面发展的必然要求，是经济社会发展的基础条件，是民族昌盛和国家富强的重要标志，也是广大人民群众的共同追求。没有全民健康，就没有全面小康。

　　今天，伴随中国经济的发展与腾飞，健康长寿是人们评判幸福最为重要的标准，成为国人共同的向往和追求。然而，我们面临的生活环境对健康的损害却越来越大，如工业化、城镇化、人口老龄化、生态环境恶化、食品安全和不良生活方式等，各种各样的健康问题已成为影响人们幸福感的重要因素，人们的健康需求更加迫切，呼唤着科学的健康理念与健康的生活方式。

　　但是，国人的健康水平和健康素养却不容乐观，从以下数据可见一斑。2017年5月发布的《2016年全民中医健康指数研究报告》数据显示，我国全民的中医健康指数为60.9，显示全民的中医健康状态有较大的改善空间。2016年国家中医药管理局及国家卫生和计划生育委员会公布的《中国公民中医养生保健素养》调查结果显示：中国公民中医养生保健素养水平仅为8.55%，即每100个15~69岁的人群中，只有近9人具备了基本的中医养生保健素养，包括中医养生保健理念和知识、健康生活方式及行为、常用养生保健内容与方法。

作为一个人口大国，如何提高国民的健康素养，如何有效增进国民的健康水平，已经成为国家迫在眉睫需解决的重大问题。

"健康中国"成为国策，健康产业迎来前所未有的机遇

2016年10月，国家正式颁布的《"健康中国2030"规划纲要》，这是未来15年推进"健康中

国"建设的行动纲领。普及健康生活、优化健康服务、完善健康保障、建设健康环境和发展健康产业将是五个工作重点，人们的健康被放在优先发展的战略地位。"共建共享、全民健康"，是建设健康中国的战略主题，核心是以人民健康为中心，预防为主，中西医并重，把健康融入所有政策中，强化个人健康责任，引导形成自主自律、符合自身特点的健康生活方式，有效控制影响健康的生活行为因素，形成热爱健康、追求健康、促进健康的社会氛围。同时，要充分发挥中医药独特优势，实施中医药健康文化素养提升工程。这与提高国民健康素养的需求不谋而合。

中医药行业的发展前景广阔

提高国民健康素养，可以从中医药养生保健谈起。国务院颁发的《中医药发展战略规划纲要（2016~2030年）》提出，2014年中药工业总产值达到7302亿元。虽然中医药行业的产值不断提升，但是中医药服务领域的发展规模和水平还不能满足人民群众健康需求，迫切需要进一步普及和宣传中医药文化知识，大力发展健康服务业，继承和发展中医药的绿色健康理念、天人合一的整体观念、辨证施治和综合施治的诊疗模式及全生命周期的健康服务。《"健康中国2030"规划纲要》也定下明确目标：到2020年，健康服务业总规模超过8万亿，到2030年达到16万亿。而这需要社会各界有识之士共同参与和推动。

独特的无限极健康理念

无限极（中国）有限公司以"**弘扬中华优秀养生文化，创造平衡、富足、和谐的健康人生**"为使命，依托数千年优秀的中华养生文化，结合多年来的推广经验，提出了独特的无限极健康理念——"**养生固本，健康人生**"。"**养生固本**"是要做到"**正气、阴阳、脏腑的三调养，和饮食、起居、运动、情志的四**

合理"；而"健康人生"则提出了更高的要求，包括"健康、家庭、事业的三平衡，时间、财富、精神的三富足，个人、集体、社会的三和谐"。

在弘扬中华优秀养生文化使命的引领下，无限极也和国内外中医药行业的杰出专家学者结下了不解之缘，本书著者王新陆教授正是现代中医药的业界翘楚、领军人物。

为了响应国家"健康中国"的建设行动，普及和宣传中医药健康养生知识，将健康带给千家万户，帮助更多的人实现健康梦，提升中华民族整体的健康水平，无限极与王新陆教授展开了多次深入而诚恳的对话，本书详细收录了历次对话，以飨所有渴望健康的读者。

提问

无限极

养生作为有中国特色的保健手段，历史悠久、成效卓著。中国古代没有现代这么好的医疗条件，但是中华民族却繁衍几千年，生命力之强无出其右，这其中养生就发挥了重要的作用。这些年，养生甚至已经成为了一种时尚。那么，养生的根本目的是什么呢?

回答

王新陆教授

养生的目的很简单，就是用健康的生活、用健康的信念活出个精、气、神来。

我们的祖先，在远古恶劣的环境下，与大自然搏斗，在获得生存空间时，也探索出一套养生的方法和理论。中医理论正是在这种人与自然的实践中产生的，中医养生也伴随着中医药文化的发展，不断升华和发展。

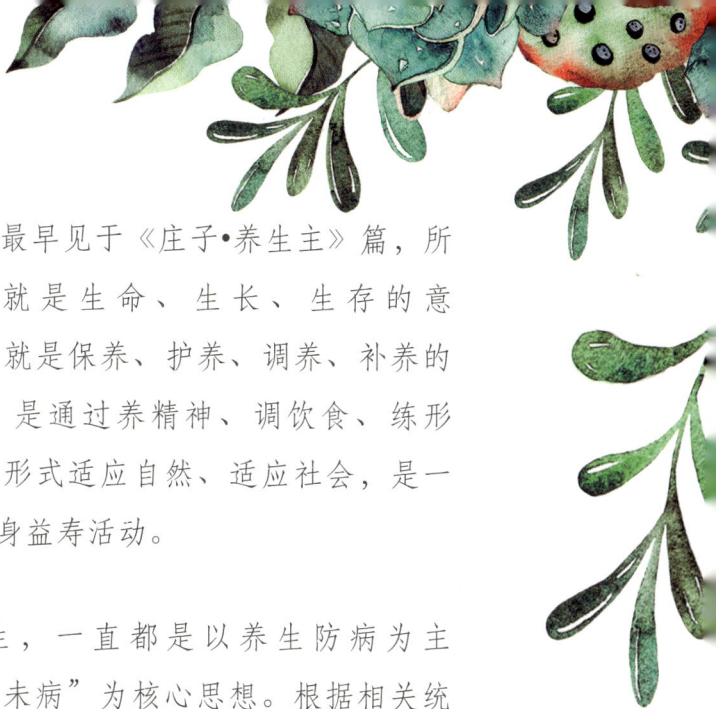

"养生"最早见于《庄子·养生主》篇，所谓"生"，就是生命、生长、生存的意思；"养"，就是保养、护养、调养、补养的意思。养生，是通过养精神、调饮食、练形体、适寒温等形式适应自然、适应社会，是一种综合性的强身益寿活动。

　　中医养生，一直都是以养生防病为主旨，并以"治未病"为核心思想。根据相关统计数据表明：在疾病预防上投资1元钱，可以节省8.5元医疗费和100元抢救费，可见，预防不是"消费"而是"投资"。这也是为什么古人的医疗卫生条件远不如今人，但是中华民族却繁衍不息的原因了。

　　《黄帝内经》中提出"不治已病治未病"的观点。揭示人们从生命开始就要注意养生，在健康或亚健康状态下，预先采取养生保健措施，才能保健防衰和防病于未然。这种居安思危、防微杜渐的哲学思想是中国文化的精华。"救治于后不若摄养于先",透过强调未病先防,达到提高生活质量,提高生命质量的目的。

可以看到,"养生"的根本目的,不仅仅是延长生存的时间,更重要的是提高生活和生命的质量。从这个意义上讲,**养生就是管理健康、管理生活、管理生命的学问**。

社会发展到今天,物质生活极其丰富,精神生活极其精彩,但是随着自然环境的日益恶化、空气污染加剧、气候变暖、生态平衡遭到破坏以及人们自身的放纵,以致于人类不得不面临许许多多的健康困境。

即使在这样复杂多变的环境中,人类追求养生的目的是否发生了改变呢?

没有。一直没有!

养生的根本目的,还是为了提高生命和生活的质量。

　　根据您对养生目的的阐述，会发现现在人们的很多生活习惯看上去似乎提高了生活质量，譬如一餐饭鸡鸭鱼肉极其丰盛、通过手机随时随地获取最新资讯、以车代步、夜生活丰富，但是人们的健康却因此受到损伤。

　　有一组数据为证：中华人民共和国国家卫生和计划生育委员会于2015年发布的《中国居民营养与慢性病状况报告(2015)》中显示，2012年全国18岁及以上成人高血压患病率为25.2%，糖尿病患病率为9.7%，与2002年相比，患病率呈上升趋势。显示我国居民健康问题不容忽视，慢性非传染性疾病患病率上升迅速。

　　如果请您给今天的人们一条养生建议，您认为最重要的是什么呢？

! 回答 王新陆教授

在现代生活中，真正影响人们健康水平的重要原因不是别的，而是人们对健康概念的理解存在着误区。在很多人的观念中，把维护健康的重任完全交给了药物和医生，自己却袖手旁观。因此，很多人平时并不注意自己和家人的生活方式、生活习惯是否健康。为此，也付出了巨大的代价，包括疾病带来的痛苦和巨额的医疗费用，甚至是对事业和家庭的影响。

要做好养生，最迫切也最重要的一点是首先要树立"治未病"的观点，认识到平时坚持健康的生活方式对于健康的重要性，并坚持一些切实可行的养生方法，以便逐步养成合理的生活方式。

从《黄帝内经》"不治已病治未病，不治已乱治未乱"开始，到东汉末年医圣张仲景在《金匮要略》中提出"上工治未病之病，中工治欲病之病，下工治已病之病"的思想，再到元代朱震亨提出"与其救疗于有疾之后，不若摄养于无疾之先"的论述，都是在强调"治未病"的观点。

习近平总书记于"健康中国2030"规划纲要审议会议中曾强调："当前，由于工业化、城镇化、人口老龄化，由于疾病谱、生态环境、生活方式不断变化，我国仍然面临多重疾病威胁并存、多种健康影响因素交织的复杂局面，我们既面对着发达国家面临的卫生与健康问题，也面对着发展中国家面临的卫生与健康问题。如果这些问题不能得到有效地解决，必然会严重影响人民健康，制约经济发展，影响社会和谐稳定。"以预防为主的"治未病"的中医精髓，在重大疾病治疗中的协同作用、在疾病预防和康复中的核心作用就尤为显著。

☘提问 无限极

的确，只有正确的观念才能引发正确的行为。为了更为有效地普及中医养生，无限极以中华养生的深厚理论和大量实践为基础，提炼了健康理念"养生固本，健康人生"。

"养生固本"是要做到"正气、阴阳、脏腑的三调养，和饮食、起居、运动、情志的四合理"，而"健康人生"则对人生提出了更高的要求，包括"健康、家庭、事业的三平衡，时间、财富、精神的三富足，个人、集体、社会的三和谐。"

您怎么看待这个健康理念呢？

⚠️回答 王新陆教授

中医科普是全社会的责任，不仅仅是中医药界从业人员的责任，每一个热爱祖国的中国人都有这个义务。作为健康产品企业，更要积极发挥商业快速、普及面广的影响力，加快中医养生科普前进的速度。

"养生固本"是个很好的提法，很符合中医的基本理论。

养生固本，养的是"生"，"生"就是生命、生存；固的是"本"，"本"是什么？中医认为有"先天之本"和"后天之本"："先天之本"受之父母，以肾的功能为主，也就是现代所说的遗传基因；"后天之本"源于脾胃，以脾胃的运化功能为主，也就是现代所说的对营养物质的吸收。以"先天之本"和"后天之本"为基础，共同形成生命的动力，也就是生命力，是物质与能力的共同体。当"本"足够强大了，健康就有了坚实的基础。

从中医的形成，一直到近代对中医养生理论的继承和发展，中医养生理论都是以"天人合一"的整体观念为基本出发点的。它特别强调人与自然环境的协调，讲求体内气化升降，以及生理与心理活动的协调一致。用阴阳学说、脏腑经络理论来阐述人体生老病死的规律，作为养生保健的核心，进而确定了指导养生实践的种种原则，提出养生之道必须"法于阴阳，和于术数"、"起居有常，饮食有节，不妄劳作"等观点。也就是顺应自然的发展规律，使生命过程的节奏，随着时间、空间和四时气候的改变而进行调整。

"健康人生"是个大理念，即身心健康，世界卫生组织对健康的定义是"身体上、精神上和社会适应上的完好状态，而不是仅仅没有疾病和虚弱。"健康是生命的支柱，没有健康，家庭和事业就变成无米之炊；家庭是生命的归宿，没有家庭，健康和事业都难以为继；事业是生命的价值，没有事业，家庭和健康就会苦涩无彩。只有在自己身心健康的情况下，才有充裕的时间做自己喜欢的事情，才能用心顾护家庭、孝敬父母、培养子女和工作学习，从为他人服务中得到快乐，从他人为我服务中享受快乐，人生才有追求，才是美满的人生。

作为社会人，个人的健康对家庭、对社会、对国家都是重要的资源和贡献，"健康人生"对更好地履行社会责任提出了一定的要求，具有现实意义。

扫描二维码观看专家养生讲座

扫描二维码观看专家养生讲座

第一章

天人合一话养生

遵循"三因制宜"的养生原则，日常养生就有了标准，就可以轻松判断养生方法是否适合自己。

竹林七贤之一的嵇康，是中国历史上一位大作家，也是一位养生专家，他给后人留下了一本《养生论》，在书中提倡"一日生活重于养"，就是说要在生活中注重调养。前苏联近代著名医学家乌格洛夫也说过："长寿的秘诀，是在于平时的自我管理。"

我们都知道平时的自我管理很重要，但是每个人的生活地区、所处环境、个人状况都不同，有没有一些普遍适用的养生原则呢？

回答 王新陆教授

中医讲究**"天人合一"**、**"以人为本"**，在认识和解决养生问题时，会结合人本身的情况，及其所处的时间、地域，整体考虑、全面调理以达到最佳健康状态。这就是中医强调的**"三因制宜"**原则，**即因时制宜、因地制宜和因人制宜。**

"三因制宜"是中医养生整体观的具体体现，是中华传统养生智慧中最核心的组成部分。遵循这个原则，日常养生有了标准，人们可以判断养生方法是否适合自己，从而更好的养生固本，达到健康人生的状态。接下来从四个方面进行介绍。

与天合：因时制宜

《黄帝内经》说"人生于地，悬命于天。"人生活于自然环境中，自然气候的变化无时无刻不影响着人体。天有四季，人有五脏，以肝应春、以心应盛夏、以脾应长夏、以肺应秋、以肾应冬，各个脏腑在不同的季节发挥不同的作用，而每个季节也为脏腑保养提供了最恰当、有利的时机。

　　"天食（音sì）人以五气，地食人以五味。"什么时令出什么菜，人就吃什么菜，这既是大自然安排的，也是对人的健康最有帮助的，所以才会有"冬吃萝卜夏吃姜，不劳医生开药方"的说法。一方面，冬天是萝卜收成的季节，长成的萝卜功效最佳；另一方面，冬天阳气内收，脏腑反而是燥热的，要吃萝卜清胃火。同样的，夏天长成的生姜温中散寒的效果更好，夏天人体阳气在表阴气在里，内脏反而是冷的，容易腹泻，所以夏天吃姜能更好地暖胃。

　　再来看看咳嗽，春季和秋季的咳嗽处理方法也不同。秋天气候干燥，要润肺止咳，应该选用川贝枇杷膏。春季人体内还遗留着很多冬天积存的垃圾，此时咳嗽就要用川贝枇杷露来清肺化痰，如果不慎用了川贝枇杷膏则会滋腻太过，会导致有痰则加重、无痰则惹痰的反效果。

"人与天地相生也，与日月相应也"，因时制宜来养生，**将我们的生命活动规律和自然界能量的消长保持一致，顺应气候变化调养身体，才能保证自己拥有足够的能量、维持良好的健康水平。**

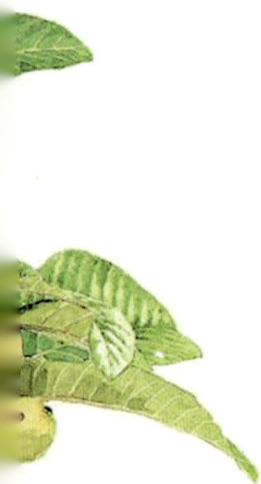

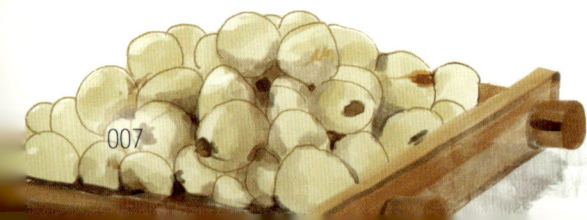

与地合：因地制宜

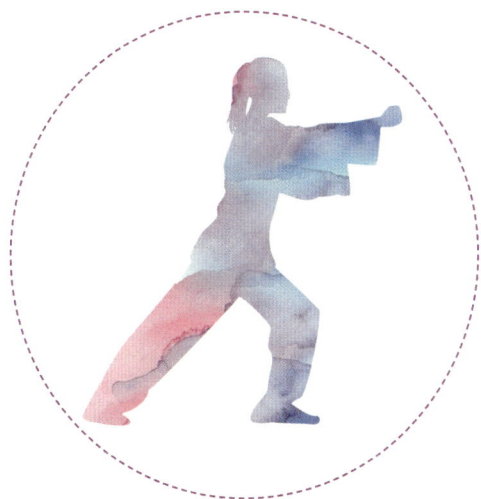

《黄帝内经》中讲"人身一小天地，天地一大人身"。自然有阴阳，天为阳、地为阴；人身也不例外，头顶为阳、脚底为阴。天地自然的变化会对人体产生各种影响，而人的活动又会反过来影响自然界，转而又对人类产生影响。"高者其气寿，下者其气夭"，气候寒冷的高山地区，动植物都生长缓慢，消耗也比较少，就像是一口缸里面的水是不变的，我们每次少喝些，自然就能喝的长久些，所以高山地区的人自然寿命更长。而气候炎热的平原地区，动植物就像上紧了发条一样，长得飞快，结果消耗也多，自然寿命反而短了。

《素问·异法方宜论》中指出，东南西北中五方**因为地域、环境、气候不同，居民生活习惯不同，所以形成不同的体质**，"一方水土养一方人"，就是这个道理。其实不仅仅是体质，就连疾病也是有地域性的。如南方多湿热，湿疹、咽喉炎患病率较高；靠海的居民食用虾蟹等嘌呤含量高的海鲜类食物较多，会导致尿酸偏高，较易得痛风；靠近山区的地方，水中钙、钠等矿物质含量高，长年饮用这样的"硬水"可能增加结石的发病率；七大水系下游地区

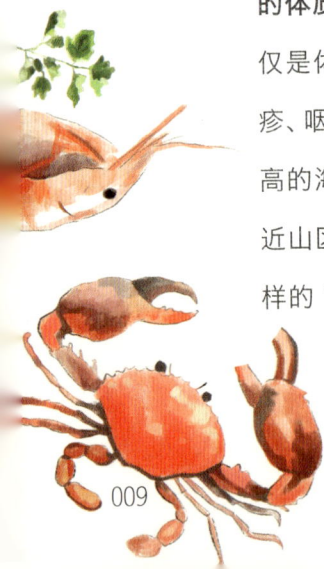

水污染比较严重，肠胃炎、胆囊炎等消化系统疾病患病率较高；北方雾霾比较严重，沙尘暴多发，肺炎、过敏性鼻炎等呼吸系统疾病的发病率较高。

我们既然离不开自然，那就要学会适应自然，通过积极有效的养生手段提前做好准备。比如针对北方空气污染问题，一般而言最行之有效的方式就是紧闭门窗，但是室内不通风不仅没有新鲜空气供应，还会增加家庭成员互相传染疾病的风险，因而使用有效的空气净化产品则更为妥帖；针对水污染的问题，使用适宜的净水装置也是不错的选择。

因地制宜，根据不同的地域环境、气候条件和人们的生活习惯，制定适宜的养生办法，这样，养生才能真正发挥作用。

与人合：因人制宜

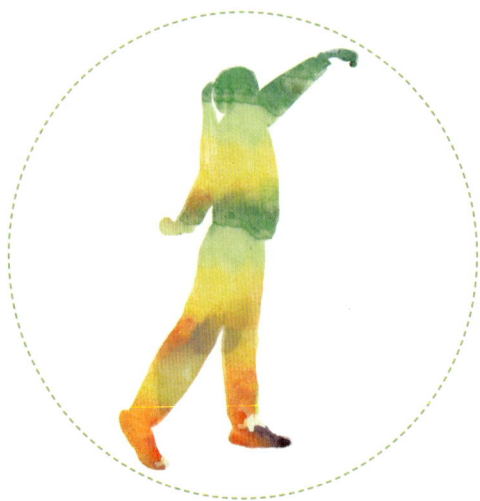

中华养生重视对不同人的体质有区别的调养，早在《黄帝内经》中就已经开始关注不同体质的差异，并从不同的角度对人的体质做了不同的分类。

体质，是指人体秉承先天（指父母）遗传，并受后天多种因素影响，所形成的与自然、社会环境相适应的功能以及形态上相对稳定的固有特性。它反映机体内阴阳运动形式的特殊性，这种特殊性由脏腑盛衰所决定，并以气血为基础。

吴德汉在《医理辑要·锦囊觉后》篇中说："要知易风为病者，表气素虚；易寒为病者，阳气素弱；易热为病者，阴气素衰；易伤食者，脾胃必亏；易劳伤者，中气必损。"充分说明了"邪之所凑，其气必虚"的道理，不同的体质容易感染不同的外邪而致病。同样的，"正气存内，邪不可干"，如果体质平和，什么外邪都不容易让我们生病，所以说人生病不仅是外邪的作用，还有体质的缺陷，是外邪和体质共同作用的结果。

现代人生活条件好了，都有能力进补了，但是并非人人都适合进补。例如，大家都知道人参是很高档的补品，但是如果在感冒等外感病没有完全康复之前急于食用人参进补，就非常容易让感冒转为哮喘、久咳等问题。再如阿胶，身体肥胖、平时大便黏腻、舌苔厚重的人就不适宜食用。在保健品日益流行的今天，根据自己的体质选择食用，才是明智的。

　　因人养生，就是要了解自己的身体状况，防范外邪入侵，并通过饮食、起居、运动、情志等方面的调养，弥补自身体质的偏颇，让身体达到正气充盈、阴阳平衡、脏腑调和的良好状态。

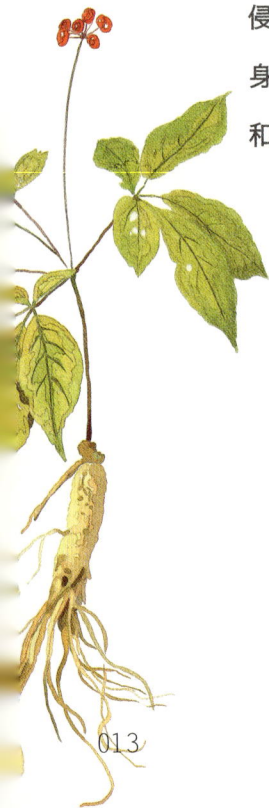

养生重责在自己

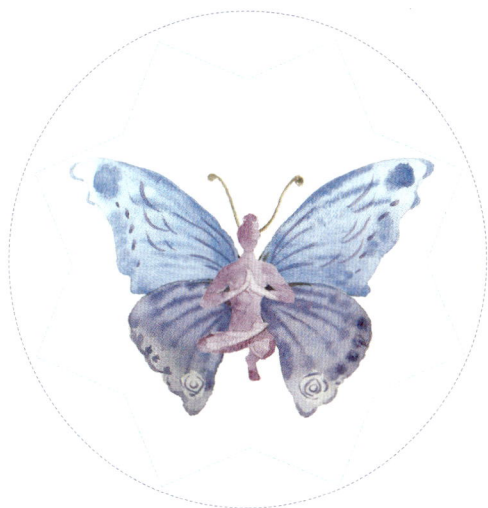

养生要尊重自然，更不能忘记自身的责任。

俗话说"若想小儿安，常带三分饥与寒"。可是看看现在的孩子们，不是瘦瘦的身体顶个大大的脑袋，就是肥嘟嘟的跑不快，身上的肉松松软软，想要捏个结实的小屁股都不容易找到，更有甚者糖尿病发病率增高，高血压向低龄蔓延。究其原因是家长爱孩子却不得其法。孩子脸上、身上都已经长满了热出来的痱子，还担心孩子穿得不暖；孩子都已经咽不下饭了，还端着饭碗跟在屁股后面填鸭式地喂饭；孩子都已经体重远远超标了，还担心营养不够大鱼大肉任吃不限。

排除先天的原因，如果孩子隔三岔五就会感冒或者孩子当吃饭是苦差，父母就该检讨教养孩子的方式了。温室的花朵不茁壮，那是因为呵护太过火，以至于花朵已经丧失了自己的生命力；经冬的小草能发芽，那是因为经过风吹雨淋的洗礼，小草的生命力更加顽强。

养生要与自然和谐相处，更贵在顺势而为、借力使力。

"春夏养阳，秋冬养阴"就是借助自然界阳气旺盛的春夏两季提升人体的阳气，借助阳气收藏的秋冬两季滋养阴津。"冬病夏治"，借力一年中气温最高、阳气极旺的"伏夏"，趁那些冬季常发的、以阳虚阴寒为主的慢性病症状缓解，因势利导地借天地之阳气更有效地祛除体内寒邪、扶助正气，起到事半功倍的效果。当冬天来临的时候，这类疾病再次发病的时候症状就会减轻，甚至于不发病。有哮喘、慢性支气管炎、过敏性鼻炎、慢性结肠炎、易患感冒、虚寒性胃痛，以及平素畏寒肢冷、手脚冰凉、恶风、女性痛经严重的，都不要错过每年七、八月的黄金养生时间。这就是四季更替揭示的养生智慧。

　　有些人说养生难，是因为在寻求养生的过程中仅仅关注了人身一小点，却忽略了从自然、从生活中汲取智慧和能量。

　　养生其实很简单，只要掌握了自然的规律，遵循"三因制宜"的原则，让人身这个小宇宙和天地这个大宇宙保持一致，处于同样的律动，生命的能量自然就有了源源不绝的补给，健康就有了坚强厚实的靠山。

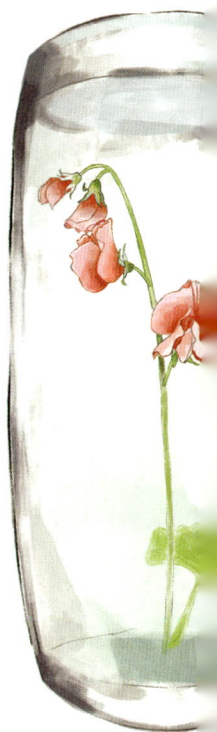

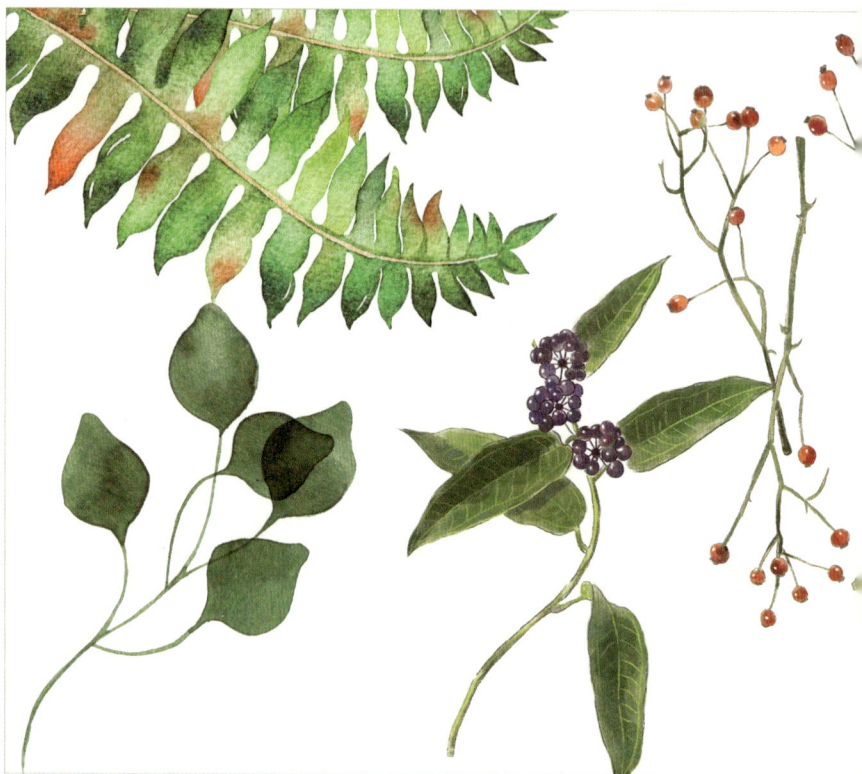

第二章
养生固本，让健康更简单

"养生固本"所提倡的"三调养，四合理"，传承中华民族数千年中医养生精髓，结合现代生活环境及规律，为我们提供了一套简单有效的养生方法。

固本，养生的核心

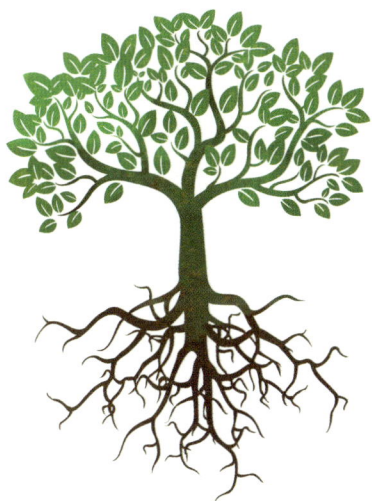

扫描二维码观看专家养生讲座

无限极

古希腊著名医学家希波克拉底有一句名言："人最好的医生是自己的本能，医生是帮助本能的。"强调了人的本能对于维持健康与恢复健康的重要性。

纵观中医古籍，更是随处可见对"本能"的描述，像"扶正固本"、"扶正祛邪"、"正气存内，邪不可干"、"邪之所凑，其气必虚"等等，甚至很多也是老百姓耳熟能详的。

因为"本"是如此的重要，我们将"本"放在了健康理念中重要的位置——"养生固本"，揭示养生的核心就是固本。

回答 王新陆教授

"养生固本"抓住了传统中医文化的精髓，通俗地传达了"治未病"的理念，并赋予了时代意义。

中国字很有意思，来看看"本"。

木的根本在哪呢？当然在根上，树根断了，树是不可能活的，在"木"的根部画一横，就是本了。

沙漠中的胡杨树，一直以其顽强的生命力给人以震撼和启发。

胡杨树要经历一天之内早穿皮袄午披纱的巨大温差，甚至一年之内将近80摄氏度的温差，还有不时的狂风、砂石、干旱和盐碱等等，生存环境之恶劣，无出其右者。但是，就是在这样恶劣的生存环境中，胡杨树仍能生而不死三百年，死而不倒三百年，倒而不朽三百年，被誉为"戈壁脊梁"，可以说是沙漠戈壁中真正的"硬汉"。

面对生命的奇迹，我们都会产生由衷的敬佩，也会不禁感慨：这些树，面对残酷的自然环境，它们是怎么生存下来的呢？

胡杨树有特殊的生存本领：

它的幼树叶子呈细条状，能减少水分蒸发，迅速成长，生命力旺盛。

它能不受碱水的伤害，能不断地从含有盐碱的地下水中吸取水分和养料。

它的根可以扎到20米以下（相当于七层楼高）的地层中吸取地下水，体内还能贮存大量的水分，可防干旱。

发达的根系、独特的能力、特殊的结构，使胡杨树能抵抗各种恶劣的生存条件，顽强地活着，成为戈壁滩上一道独特的风景！

这就是胡杨树赖以生存的根本，也是胡杨树顽强生命的源泉！

中医就借用这个"本"来概括人体内在的生命力，正是这种生命力让人类有能力抵御各种外邪的侵袭、有能力适应各种不同的环境、有能力自我康复。

"本"强，抵抗外邪的能力就强，就可以轻松面对健康问题，偶尔的外邪侵袭，对我们不会造成任何影响。好比一个身体壮实的人，被一个小孩子使劲捶几拳，只不过是疼痛几秒钟而已，不会造成实质性伤害。反过来，"本"弱，抵抗外邪的能力也就弱。轻微的伤害，甚至可能造成严重的后果。我们身边，一老一小两个群体，经常是大病难愈，小病不断，原因就是：小朋友"五脏六腑成而未全，全而未壮"——"本"还不够坚固；老人家则是"气血皆弱，阴阳俱虚"——"本"在经年累月的消耗中所剩不多了。

所以，中医非常强调"固本"，其养生的核心也放在"固本"这一点上，最终希望达到的效果是"黄山顶上一棵松，任尔东西南北风"！

提问 无限极

"本"，是生命的原动力，是健康的核心能力。那么，固本就是养生的核心了。

养生要怎样做，才能达到固本的目的呢？

① 回答 王新陆教授

养生固本，首先是顺应天地，不忤逆，不冲突，从日常生活习惯着手，也就是无限极提倡的四合理，从饮食、起居、运动、情志等方面做到合理适度。不折腾自己，该睡就睡，该吃就吃；睡要科学地睡，既不熬夜，也不大白天蒙头大睡；吃要合理地吃，既不莫名地少吃减肥，也不会因为好吃或免费而无节制，这些就是不折腾。不折腾，是养生的基本法门！

其次，正气、阴阳、脏腑就是"本"的具体体现和载体。在日常生活中，身体总会遇到这样或那样的一些问题，出现各种不舒服。这个时候，大家都会想知道自己出了什么问题，哪里出了问题，怎样调养或治疗，怎么能尽快康复。**正气、阴阳、脏腑三方面的知识体系，可以用于判断自身的健康状态和健康问题之所在。**正气、阴阳、脏腑的调养是养生的关键点！

四合理是生活习惯，是健康的基础；三调养是简单的分析及解决健康问题的方法，同时也是指导养生的具体的

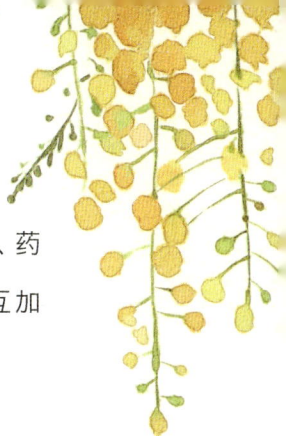

中医理论体系。一个是日常行为，一个是中医的食疗、药疗以及保健品调养的具体指导，两者相互补充，相互加分，可以取得"1+1>2"的养生效果。

"三调养、四合理"，既继承了中华养生文化的核心内容，又简单易行、方便老百姓掌握，是养生固本的基本方法。依据"三调养、四合理"的理论，实践养生，并持续坚持，就可以让健康变得更简单。

三调养，对生命的保养

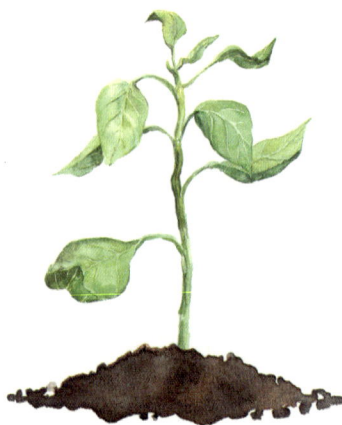

您之前说过正气、阴阳、脏腑三方面的知识，可以用于判断自身的健康状态和健康问题之所在，是非常实用的。要想做好养生，就要好好学习。

《红楼梦》中有一段描述就是史湘云对阴阳的论述，从天地水火、蚊蛇花草到飞禽走兽的阴阳辨析，展示了朴素的唯物辩证的阴阳思想，可见古人对阴阳的理解是很深入的。但是，随着时代的发展，人们对这些概念逐渐变得模糊，不能不说是一件令人遗憾的事情。

很荣幸，能够近距离聆听您这位全国首席健康科普专家讲养生。更想借这个机会，请您向广大养生爱好者传经送宝。

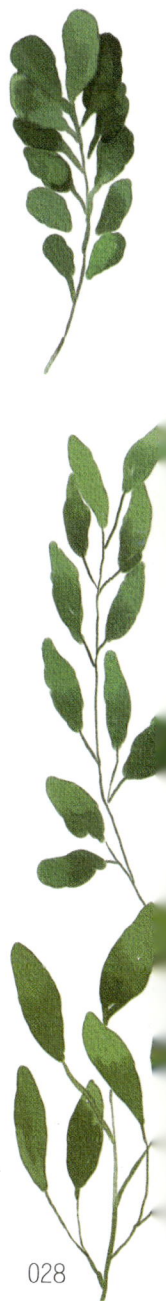

正气，健康的盾牌

正气是什么

旅游的时候，去到一个没有长期生活过的地方，有些人就不行了，上吐下泻，有些人，能喝能睡，跑跑跳跳不知道有多健康。这就反映了正气帮助机体适应环境的能力，正气充盈，适应陌生环境的能力就强，反之，就会出现不适了。

当一场流感来袭的时候，同一个办公室，为什么有些人就病了，而有些人又健健康康的呢？归根结底，就是正气的作用了，容易生病的人，是因为体质虚弱，正气不足，无法抵御流感病毒的侵袭；而不容易生病的人，是因为正气充足，身体状况良好，抵御流感病毒的能力强，这就是正气抵御外邪能力的体现。

可见，**正气就是帮助人们抵御外邪、不生病、少生**

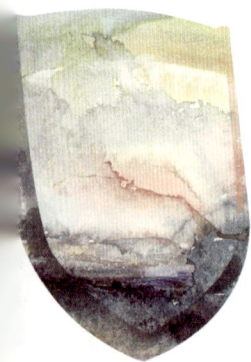

病、生病以后促进康复的。正气的概念源于《黄帝内经》，其中《素问·评热病论》写到："邪之所凑，其气必虚"，意思是邪气之所以能够侵袭人体，肯定是这个人本身的正气虚弱。"其气必虚"的"气"，就是指人体的正气。反之，只要人体正气充盈，致病的外邪就不能轻易地侵入人体，也就是"正气存内，邪不可干。"

为什么人体的正气会不足呢

导致正气不足的原因有很多，可以分为四个大类。

第一类是由于先天禀赋不足导致的。《灵枢·寿夭刚柔》写到："人之生也，有刚有柔，有弱有强，有短有长，有阴有阳。" 就是说明先天的遗传因素对个体的影响：有些人先天条件很好，体质就好，正气就很强；有些人先天条件不足，体质就虚弱，正气就不足。这个因素只能由父母来控制，孩子只能是被动地接受。

第二类原因也是不可控制的，就是年老体衰，随着年龄的增长，正气也在渐渐流失。

第三类是各种不良的生活习惯，像高度紧张的工作、熬夜、缺少运动、宵夜、嗜烟嗜酒、过度节食、不合理的素食、不当减肥等等。

　　现代人总是饮食不正常、不规律，嗜食生冷寒凉，再加上种种的食品安全因素，妨碍了"后天之本"——脾胃功能的正常作用；不重视运动，贪图安逸，上楼有电梯，出行有汽车，连在机场走路都有传送带代步，回家在电视面前一坐就是几个小时，不然就是玩手机；工作压力大，精神压力大，常常情绪不稳定等等，这些都会影响正气，损伤正气。

　　第四类是各种异常的、过度的外邪，如过度的寒冷、炎热、潮湿、干燥，滥用药物，环境污染等等。

　　从第二类到第四类导致正气虚弱的原因可以看出，日常养生是非常重要，而且是势在必行的。

如何判断自身正气是否充足

中医诊断有望闻问切，比较复杂，特别是切脉不容易掌握。但是普通人只要会看，也能瞧出些门道来，这也正是中医在"治未病"领域的独特优势之所在，**从人体的各种自觉表现着手，也能判断出所处的健康状态。**

正气充盈，就像在人体外部筑了一道防御墙，对外防外邪入侵，对内防精气外泄。总地来说，当正气充足时，睡眠良好，精神充足，不容易感到疲劳，并且很容易恢复，胃口很好，记忆力良好，免疫力良好，不易生病，病后恢复期短，整个人生龙活虎、精神百倍、说话底气也很充足。正气越强，机体抵御各种病邪侵袭的能力越强，面对外界各种致病因素，都稳如泰山，岿然不动；正气越强，自我康复的能力也越强，即使生病了恢复得也可以比较快。

相反的，正气不足的时候，就会表现为目光呆滞无神，精神不振，容易疲劳，记忆力减退，面色晦暗，声音低微，反应迟钝，食欲不佳，二便异常，失眠或嗜睡，经常感冒生病，病程长、伤口愈合慢等等。以上任意有三条以上，且不是偶尔发生，是持续了一段时间，那就一定是正气不足了，要引起重视，及时地扶正气。

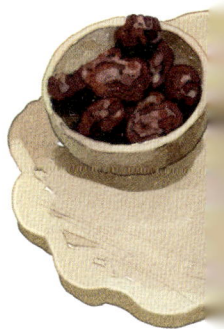

事实上，当人体正气不足的时候，并不会马上表现为疾病，而是一个逐渐严重的发展过程，并且在不同的阶段有不同的表现。正气不足的初始阶段表现为：食欲不佳、失眠多梦、容易疲劳、精神不振、记忆力减退。长期正气不足才会表现为：易感冒、易低烧、易得流行病；疾病多且易反复，患病后恢复慢；病程长、伤口愈合缓慢等等。

所以，平时要多关心自己，才能及时发现那些反常的现象，及时发现及时保养，才能防患于未然啊！

正气不足应该如何调理

要调理正气不足的健康问题，就需要从自己着手，重视自身的保养。饮食方面，可以多吃补益类的食物，如小米、山药、红枣、猴头菇、香菇、莲子等，尽量少吃寒凉或有耗气作用的食物，如苦瓜、槟榔、空心菜等；冬天注意保暖，夏天注意防暑降温；劳逸结合，避免熬夜，尽量保证20分钟的午休；不适宜强度过大或长久憋气的运动，运动时避免大量出汗或喝冷饮。除了养成以上良好的生活习惯之外，合理使用一些中草药，比如用灵芝、黄芪、人参、党参、陈皮、大枣等煲汤或泡水喝，也可以起到扶助正气的作用。

阴阳，健康的天平

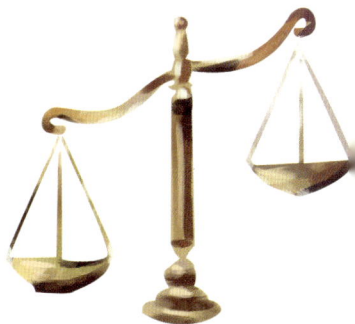

什么是阴阳

《黄帝内经》说"生之本，本于阴阳"，阴阳是宇宙间万事万物的属性，人也不例外。阴阳保持协调平衡，人体的生命活动就正常；一旦阴阳失调，生命活动就会出现混乱，严重的还会导致疾病。

一般来说，向着阳光的、运动的、温暖的、积极的、开放的、乐观的都属于阳；背着阳光的、静止的、寒冷的、被动的、保守的、悲观的都属于阴。

这样讲可能有些不容易理解，可以想象坐在公园长椅上晒太阳时候的感受：温暖的太阳晒着后背，渐渐地从背到全身都温暖了起来，整个人都舒展开来，不知不觉地两只手搭到了椅背上，双腿也分开了，整个人变成了一个"大"字，看着身边的景物，心情不知不觉地也好了。这就是"阳"。同样的，要理解阴，就想象下着鹅毛大雪的晚上还在外面等公交车，可是左等也不来、右等也不来那个时候的感受。

阳，是生命的推动力！所以明代医家张景岳说："天之大宝，只此一丸红日；人之大宝，只此一息真阳。"足见阳对人的重要性。

阴，是生命的营养剂！通俗地讲，阴就是人体的津液，对于人体有濡润滋养的作用。

清代的程允升在《幼学琼林·夫妇》中写到："**孤阴则不生，独阳则不长，故天地配以阴阳。**"阴、阳对人体都很重要，缺一不可。

阴阳是如何影响我们的健康呢

阴阳，就像是一盆水（阴）放在火（阳）上煮。当水不多不少，火不大不小的时候，水温就烧的刚刚好，既暖和又滋润！这时候，人体阴阳平衡、量也充足，身体就表现出健康的状态。

但是，随着岁月的增长，水、火都在不断地消耗中。如果平时注意补充，例如吃些滋阴的食物，或补阳的食物，睡好子午觉等，那么水、火的消耗就慢些，寿命就会长久些。如果一味地只管消耗，却不补充，那么寿命就会短些。

不仅如此，水、火的消耗有时候并不是一样多，这就出现了阴阳的偏胜偏衰。

当火消耗得比较多时，水就相对地多了起来，这时水温就会降低，在人体表现为寒凉。所以"寒"，是阳虚的主要表现。

同样的，如果水少了会带来两个后果：一是缺乏滋润，干燥干枯；二是火的热量不变，水变少了，那么水的温度也就随之上升了，也就"热"了。所以"燥""热"，是阴虚的主要表现。知道了这个道理，就能明白为什么阴阳平衡对健康是那么得重要。**一旦阴阳失衡，健康的天平就会倾斜，健康就会出现危机。**

有阳虚问题的人衰老会加速，更早地脱发、掉牙、眼

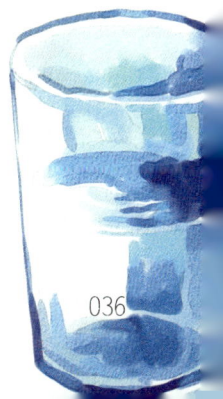

花；因筋骨疼痛、腰膝酸软带来行动不便；因尿频尿急、五更泻、尿失禁带来生活不便；寒凝气滞诱发心脏病；容易出现组织增生、肿瘤等疾病；抑郁、孤独、多忧善悲，会造成性冷淡、性功能衰退，影响家庭幸福。

有阴虚问题的人，会因注意力不集中，无法持续、高效地工作；容易烦躁，影响人际关系；排毒不畅，垃圾堆积，皮肤干燥，影响美容；导致更年期提前、消化道疾病、妇科疾病、糖尿病、肺结核、甲状腺功能亢进症等疾病。而且，因为阴阳会相互影响，当阴虚或阳虚长期发展后，会形成阴阳俱虚的情况，健康状态也就更差了，所以调理阴阳也要趁早。

为什么人体的阴阳会不平衡呢

正常情况下，人体的阴阳处于动态的平衡中，这和自然界的规律是一致的。但是，我们身边有太多因素都会导致阴阳失衡，简单罗列一些。

导致阳虚的因素包括：先天不足、后天营养不全；重大疾病，多次生产、流产，产后保暖不足、吹风、用凉水；工作过于辛苦、长期损耗、熬夜等；经常进食冷饮、滥用空调、冬季保暖不足；吃大量清热类药物；性生活过于频繁，情绪过于激烈等。

导致阴虚的因素包括：先天不足；慢性消耗性疾病，久病不愈；过度失水，如长期吃泻药、在高热高温的环境中工作生活；过度进食烟、酒、辛，辣食物；过度节食导致营养不良；思虑过度，劳倦过度等。

如何判断身体的阴阳是否平衡

人体任何内在的变化都会有外在的表现，可以通过下面列举的一些自觉症状来判断。

阴虚生内热，典型表现有五心烦热（双手心、双足心、胸口），口渴咽干，喜食冷饮，面色潮红，失眠多梦，盗汗，大便秘结，小便短赤，舌瘦而红等等。

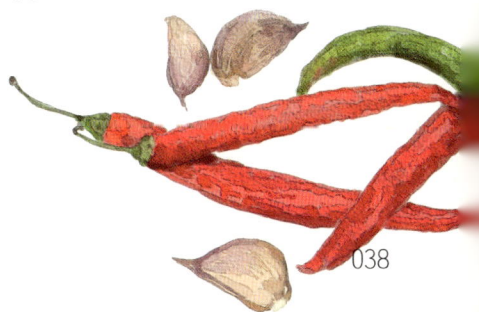

阳虚则生寒，典型症状有手脚冰凉、喜食热饮、腰膝酸软、脱发掉发、大便稀烂、小便清长、面色㿠白、唇色淡白、舌淡无苔、寡言懒动、神倦嗜睡等等。

另外，阴虚并不是女人的"专利"，男性也会有阴虚的表现；同理，阳虚并不是男性的"专利"，女性也会有阳虚的表现。

阴虚、阳虚应该怎么调理

阴虚、阳虚调理的方法其实就在生活的点滴之中。如果有阴虚的健康问题时，饮食方面可多吃甘凉滋润的食物，如芝麻、百合、蜂蜜、豆腐、梨等，每天喝6～8杯水（大约1200毫升），最好选择白开水，少喝冷饮；起居方面，应保证7～8小时的睡眠时间，23点前睡觉；遇事尽量冷静、沉着，不良的情绪要及时发泄；同时也可以适当选用麦冬、玉竹、石斛、沙参、黄精、柏子仁、阿胶等中草药煲汤或泡水喝。

阳虚时，则要多吃有温补作用的食物，如胡椒、羊

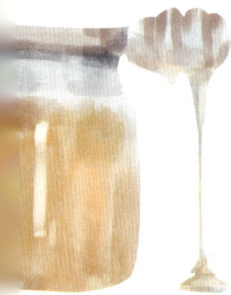

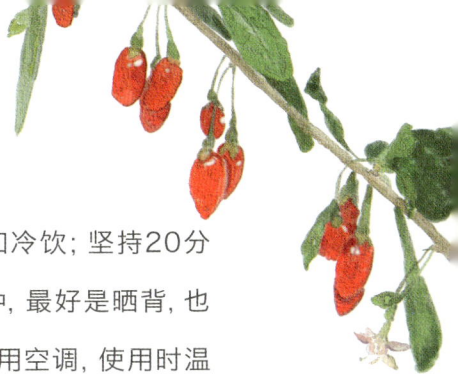

肉、生姜、韭菜、桂圆等，少喝绿茶和冷饮；坚持20分钟午休；多晒太阳，每次15～20分钟，最好是晒背，也可以洗桑拿、泡温泉等；夏天尽量少用空调，使用时温度设定在26摄氏度以上，并做好头、背、腹、关节的保暖；在阳光充足的情况下进行适当的户外运动；心情不好时多和朋友聊天、沟通，也可以听一些激昂、高亢的音乐或去旅游观光，缓解低落的情绪；同时可适当选用中药材巴戟天、枸杞子、肉苁蓉、杜仲、菟丝子、山萸肉等煲汤或泡水喝。

中医将人分为三个阶段：平人、未病、已病。平人是健康的，没有阴阳的偏盛偏衰，表现很稳定。未病，也就是现代讲的亚健康，虽然去医院检查不出什么疾病，但是已经出现了阴阳不平，及早调理回归平人状态才是上策。已病之人更要亡羊补牢，用药物调治尽快回到未病状态，再积极养生以期回到平人阶段，最终的目标还是做平人。

脏腑，健康的齿轮

脏腑是什么

人随着季节更替而春夏阳气生发、秋冬阳气潜藏，并且在春夏秋冬每一个季节，都有一个对应的脏腑来值班，其他脏腑则主次分明、各尽其责地协助值班脏腑发挥作用，完成"天人合一"的完美状态。

那么，什么是脏腑呢？脏腑，就是指人体内脏的总称，包括五脏、六腑，五脏为心、肝、脾、肺、肾，六腑为胆、胃、大肠、小肠、膀胱、三焦。

中医认为人体是一个有机的整体，每一个脏腑都是一个功能群，是具有一定功能的器官和组织的组合体。例如，中医的肾包括了泌尿系统、生殖系统、内分泌系统等多个系统的功能。

此外，**中医不仅注重每一个脏、腑各自的生理功能，而且非常重视脏腑之间的功能联系与协调**，就像环环相扣的齿轮，相互促进、相互制约，任何一个脏腑一旦脱离整体就没有了意义，也毫无功能可言，只有每个脏腑都发挥了正常的功能，各司其职、相互配合、相互协调，人体这个大机器才能正常地运转。所以中医才会有"头痛医脚"这样看似神奇的事情发生。

君主之官——心

心统领五脏，统合生命，地位尊崇，《黄帝内经》里有描述："主明则下安，以此养生则寿，殁世不殆，以为天下则大昌。"国家需要的是明君，才能国家富足强盛、人民安居乐业；一旦君主暴虐，势必会生灵涂炭、民不聊生了。

"心主血脉"，涵盖了心脏搏出血液的能力、脉管输送血液的能力和血液自身的健康等三个方面的问题，心气足，才能令血脉周流营养全身。

心属红，"其华在面"，如果一个人的脸色粉嘟嘟地透着红、皮肤又光滑细嫩，那是健康的表现；如果双颧潮

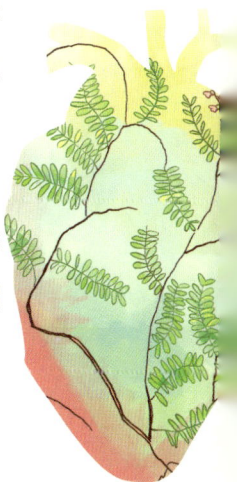

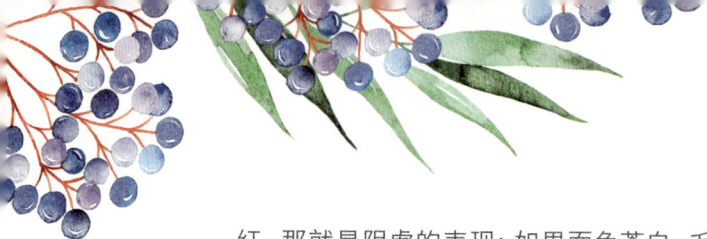

红，那就是阴虚的表现；如果面色苍白、毛孔见粗，是心气虚的表现。

"心开窍于舌"，观察舌头可以知健康：舌胖嫩苔白者为阳虚，舌瘦苔燥红者为阴虚。

只有咱们中国人说"用心学习"，那是对"心主神志"的通俗解读，神志就是指人的精神意识和思维活动。古代有个比干，非常聪明，聪明到什么程度呢？他的心有七窍，是颗七窍玲珑心。近些年屡有关于接受心脏移植的患者，在接受手术后从身体、性格，到对家人感情都与移植前大不相同的报道，非常符合《黄帝内经》中的描述："所以任务者谓之心"。

现在是信息社会，每个人都面临着海量的信息，这对心是一个非常大的挑战和伤害。"悲哀忧愁皆心动，心动则五脏六腑皆摇"：不是争强好胜导致肝气郁结不畅，就是被电视剧里悲情的女主角感染得痛哭伤肺，再加上繁忙的工作让脾思虑过度，更有那些贪污受贿之人日日承受着肾的惊恐。面对信息要舍，只有舍才能得到身心康泰。

心是"阳中之阳"，属火，火性炎上，但是又不能一味炎上，要做到升中有降，才能达到心火与肾水水火相济、心肾相交，才能睡得好，精神焕发。所以"心恶热"，特别是这几十年全球的温室效应导致气候变暖，阳气生长有余而潜藏不足，上火的人多了，睡眠不好的人也多了。

但是又不能过度依赖空调，为什么？"汗为心之液"，夏天就是要适当出汗，才能"使气得泄"，促进代谢循环，清理身体垃圾，为秋收做好准备。当然，也不能经常大汗淋漓，以免耗气伤津，导致倦怠乏力。

"心"就像是一家之主，一国之君，生命能够延续，血脉能够充盈，我们能够随时应对环境或社会的变化并及时做出调整，都有赖于"心"。世界卫生组织《心血管风险评估和管理袖珍指南》中就提到，心血管疾病是造成世界范围内致残和过早死亡的主要原因，可通过预防措施降低心血管疾病的风险。要想养心，就要莫生气、管住嘴、迈开腿。饮食方面要保持规律性，少盐少油，多菜少肉，少喝浓茶咖啡，吃饭七分饱就好；起居方面，要保证充足的睡眠，建议中午午休20分钟，人休息好了"心"也好了；运

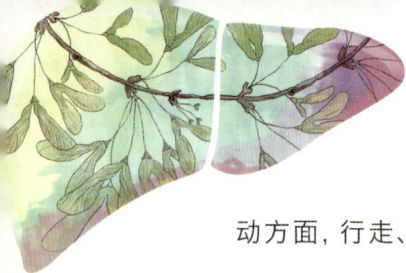

动方面，行走、郊游等放松身心的运动能消除多余的热量，增强"心"功能；遇事尽量心平气和，郁闷烦躁时，不妨听听舒缓的音乐，出去郊外看看优美的风景，以更好地保持心情愉悦。另外，中草药的丹参、三七、山楂、泽泻、银杏叶等也可以起到活血化瘀，保护心脑血管的作用。

将军之官——肝

俗话说：将在外，君命有所不受。这句话很形象地说明了肝的特性，不喜欢被约束，喜好无拘无束，就像枝叶一样，疏泄调达才能达到生机勃勃，所以说"肝属木"；同时又指挥着千军万马、粮草调动，没人能违反军法，都得按照军法行事。

肝的调和，使心情畅快、轻松，把进进出出的消化排泄指挥得很顺利。肝胆相照，肝的功能好了，胆就能顺利排出胆汁，才能消化肥甘厚腻的食物；肝的功能好了，大便才能顺利排出；肝的功能好了，女性的月事也能准时，气血就顺畅了。

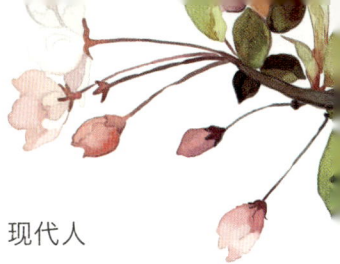

正因为肝喜调达，所以抑郁是肝最大的敌人。现代人不是为人打工，就是找人打工，人际关系紧张，郁闷压抑在所难免，再加上不断增加的生活成本，心情就更加不痛快了。

肝主疏泄，如果心情好，气机畅达，就为脾胃正常的纳运创造了条件，促进了食物的消化、营养物质的吸收和糟粕的排泄。反之，如果肝的疏泄功能失常，严重的话就会影响脾胃的功能，这也是为什么人心情不好的时候往往胃口变差、吃不下饭。有句话说"不要用别人的错误惩罚自己"，就是这个道理，别人犯错你生气，气坏身体没人替啊！

"肝开窍于目"，用眼过度会使得肝血不足，缺少血液的濡养，肝的功能就不能正常发挥。现在人们上班看计算机、回家看电视、路上看手机，眼睛是难得有片刻清闲，所以肝气郁结的现象非常普遍。"闭目养神"，不仅仅是个养生的手段，更是生活的智慧，张弛有度才能让健康走得更远。

"肝主筋"，关节、韧带、肌腱这些是肝疏泄的重要保障，所以宅男宅女要当心久坐生出来的郁闷。"其华在爪"，指甲的荣枯坑裂也能反应肝的健康状态。

　　此外，作为重要的解毒器官，过度饮酒、长期服药、三高（高热、高糖、高脂）饮食都是损害肝的重要因素，不可不防。现代人在高热量、高营养、酒精的潜移默化下，肝病的发病率达10%，发病人群主要分布在白领人士、职业经理人、高级知识分子等，年龄主要在30～50岁之间，呈现出年轻化的发展趋势。而且人们工作、生活压力大，精神大都处于紧绷的状态下，令肝不能舒展、憋屈难受。

　　虽然肝面临巨大的威胁，但是现实中很多人在肝功能下降早期时都没有明显感觉。所以，调养肝脏，不容忽视。养肝最重要的就是情志的调理，俗话说"笑口常开，健康常在"，要想养肝，就要有意识地避免郁闷、发脾气；饮酒需适量，避免酗酒；看电视、使用电脑每一个小时要让眼睛休息一下，望望远处的风景。而古代医书《严氏济生方》记载的"葛根汤"、《世医得效方》记载的"枳椇子丸"都是中医养肝的名方，显示着古代医学大家对养肝的重视，两方中含有的葛根、栀子、枳椇子，都能起到保肝利胆的作用，从而保护肝脏健康。

　　肝藏血，在传统中医方剂里面，就有补血、养血的名方。张仲景在《金匮要略》妇人杂病篇里就有"胶艾汤"，起补血润肝木之燥的作用，兼有止血的功效。"四物汤"在中医临床应用中已有千年历史，具有非常好的补血活血调经的作用。

仓廪之官——脾

　　脾胃为后天之本，俗话说"先天不足，后天弥补"，就是靠脾胃。先天不好，后天可以补，要是后天不好了，先天再好也没用，因为**"百病皆由脾胃衰而生矣"**。《黄帝内经》里说："五脏者，皆禀气于胃，胃者五脏之本也。"又说："五味入胃，各归所喜，故酸先入肝，苦先入心，甘先入脾，辛先入肺，咸先入肾，久而增气，物化之长也。"充分说明各种食物通过脾胃的吸收运化而营养五脏。可见，后勤部长的位置非脾胃莫属。

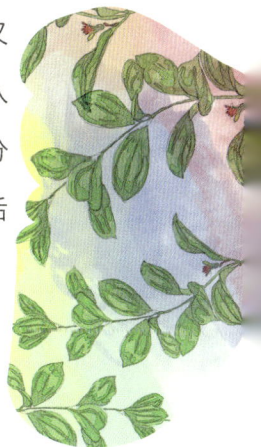

"脾主四时"，就是一年四季都要注意养脾，而不仅仅是长夏时候才重视。中医也有"百病不已，亦从中治"的说法，是说当百病医治无效，就该考虑治胃了，那是因为虽然病症表现在其他部位，而其根本却是在胃。

"脾开窍于口，其荣在唇"，只要脾胃好了，唇色自然红润有光泽。脾虚则唇色偏白，严重的会没有血色；胃火上行则会唇干，甚至有裂纹。

"脾主肌肉"，脾气足则肌肉丰满结实，皮肤白润紧致。"久坐伤肉"，现在人不是坐在办公桌前，就是坐在电视机前，坐飞机、开车都是坐着，久了，肌肉也就松弛了。

脾胃喜温畏寒、喜燥畏湿，冷饮和空调是脾胃保养的大敌，再加上现代人饮食过度、肥甘厚腻太多、暴饮暴食、三餐不定、不吃早餐、吃宵夜等等，所以面黄肌瘦的多了，肥胖臃肿的多了，这都是脾胃受损虚弱导致的。

此外，思虑过度也是脾的大敌。现在的孩子课业很重，考试不断，看书太多，思考太多难免会伤脾胃，再加上孩子原本脾胃功能就建设不全，时间一久，什么胃口不好、容易腹泻这些问题就都来了。大人也是同样的道理，不能轻慢脾胃的保养。

自古以来，中医理论一直强调脾胃健康的重要性，认为脾胃乃后天之本，气血生化之源，并提倡积极保养之道。调理脾胃的中药方剂，就像是古医大家的谆谆善诱，让脾胃渐入佳境。参苓白术散，出自《太平惠民和剂局方》，药性平和，温而不燥，是调理脾胃虚弱的传统方剂。增液汤，出自清代温病大师吴鞠通的《温病条辨》，是调理便秘的经典古方。现代医学研究表明，猴头菇、香菇中的多糖能有效保护肠胃，而低聚糖等益生元能促进肠道环境的有益菌繁殖。

想要掌握脾胃的调理之道，最重要的第一步从重视脾胃健康开始，不忽略身体的每一个小信号，将脾胃健康的烦恼阻止在细微之时。比如饮食要定时定量，多菜少肉七分饱，细嚼慢咽，进食时尽量不要冷热交替；可以多吃有补益脾胃作用的食品如粳米、小米、山药、莲子肉等，少喝冷饮、绿茶；平时注意胃部、腹部的保暖，不宜穿露脐装；思伤脾，情志方面不要太过思虑。世间美好，岂止于食，我们应该学会善待肠胃，善待自己的身体，因为一切好滋味，都要依靠好脾胃。

相傅之官——肺

肺是宰相，辅佐君主的重臣。肺与心同处上焦，相互依存，肺主气、心主血，气离血死、血离气枯。

随着肺的一呼一吸，气息就会上升下降使全身气道通畅，既交换了身体内外之气，还调节着体内的水液运行和排泄。肺金生肾水，肺好肾更强，如果肺的功能失调，不仅仅是肺出问题，更会导致痰饮、水肿等问题。再来看，肺金又要靠脾土来培养，肺在肾（先天之本）、脾（后天之本）之间起着桥梁的作用，真可谓环环相扣、缺一不可。

"肺主皮毛"，肺气足，皮肤气血充足、营养供应源源不断，就会柔软光滑、毛孔细腻；肺气虚，皮肤毛孔变粗、抵抗力下降，容易过敏、长粉刺、出红疹、皮癣等。"肺开窍于鼻"，正常时鼻子光亮、毛孔细，肺气虚时鼻头发红、毛孔粗大。可见，但凡皮肤、咽喉、鼻等的病症都和肺相关。

"肺为娇脏"，"娇"既可以理解为娇气，因为肺怕燥、怕热、怕寒、怕脏，所有这些都会伤肺；也可以理解为"灵敏"，肺通过鼻子、皮毛感知天气变化，并及时上奏君主，再由心调动五脏六腑适应环境变化，以稳定身体状态。

现代生活对肺的影响比较大：气候变暖带来热的伤害；空调长开一方面抽干水分带来燥的伤害，一方面又夏行秋令导致肺气不宣；街道上有汽车尾气、商场里久久不散的装修气味、施工带来的灰尘、公共场合屡禁不止的吸烟产生的二手烟、室内的空气污染，这些都让肺这个喜爱洁净的娇脏备受摧残，怎么能健康呢？！

要养好"肺"，就要做到"常滋润、勤通风"。少吃辛辣刺激的食物，多吃生津清润食物，例如杨桃、柚子、雪梨、玉竹、百合、银耳、蜂蜜等。另外，无花果、白茅根也能起到润肺的作用。《神农木草经》记载，无花果有滋补、清热润肺的作用，白茅根可用于调理肺热咳嗽，并有味甘而不腻膈、性寒而不伤胃的特点。

作强之官——肾

肾为"先天之本"，决定了身体的底子到底有多厚实，而且肾还担负着繁衍生命、传宗接代的重大职责，可以说地位是很超然的。"肾为作强之官，伎巧出焉。"有些人心灵手巧、聪慧过人，都是天赋使然。

"肾主藏精"，"精者，生之本也"，是构成人体的基本物质，对生长发育和生殖起着决定性的作用，同时还濡养滋润各脏腑组织。一旦肾虚，就会出现烦热、盗汗、眩晕、耳鸣、腰膝酸软、遗精等种种现象。另一方面，"肾主封藏"，肾精要封藏得当，如果肾失封藏会出现夜尿频多、小便清长的现象。

"肾者水脏，主津液。"体内水分的循环使用及多余水分的排泄都与肾有关，如果肾气不足，水分代谢就会出现问题，严重的会产生浮肿。肾气足，人过中年不虚胖就

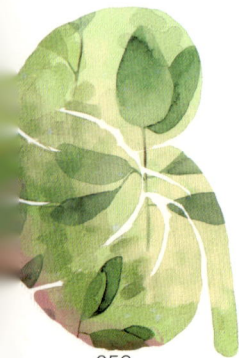

是这个道理。

"肾主骨"，"腰为肾之府"，但凡伤骨伤腰的事情都
会伤肾，肾气足，颈直挺、人也挺拔；肾气虚，颈无力，甚
至骨质增生。"齿为骨之余"，肾气足，牙齿坚固、洁白有
光泽；肾气虚，牙齿松动、早脱落。人到中年，如果牙齿松
动时可从调肾入手，肾强齿自固。经常扣齿吞津，就是在帮
助肾封藏精，是很好的牙齿和肾的保健方法。

"肾其华在发"，肾气足，毛发浓密有光泽，肾气
虚，毛发稀疏、易脱落，干枯易开叉断裂。

"肾开窍于耳"，耳鸣、耳痒是肾虚的表现。都市里声
音来源太多，家里有电视、音响，还有冰箱、空调发出的声
音，外面有汽车奔驰的呼啸声、喇叭汽笛的鸣叫声、商场
巨大的音乐声，更有近在耳边的手机、iPad等等，让耳朵
一刻不得闲，严重妨碍了肾的收藏。

夜生活过度丰富、夜夜笙箫到天明，冬天剧烈运
动，特别是晚上运动到大汗淋漓，冬行夏令身处过于温暖

的居室，这些都让肾的收藏无法正常进行。滥用药物、多次流产也都是非常伤肾的行为，难免会出现憔悴早衰、头发干枯脱落、月事渐少、腰膝酸软、骨质疏松、记忆力下降这些肾虚的现象。

2006年，国际肾脏病学会和国际肾脏基金联合会发出倡议，将每年3月的第二个星期四定为"世界肾脏日"，目的在于提高人们对保养肾脏的认识，可见调养肾脏的重要性。要养好肾，就是要"不过咸、重保暖、常运动、静得下"。饮食方面，要控制盐的摄入，每天摄入食盐尽量不多于6克，另外，要养成定时喝水的习惯，不要等渴了再去喝水；不憋尿，注意头部、腰部、膝盖、脚部的保暖；锻炼时运动量要适当，行走、养生操等都是很好的强身健肾的运动；阅读是静心的好途径，不仅可以保持心情清净，还可以增进知识，一举两得。

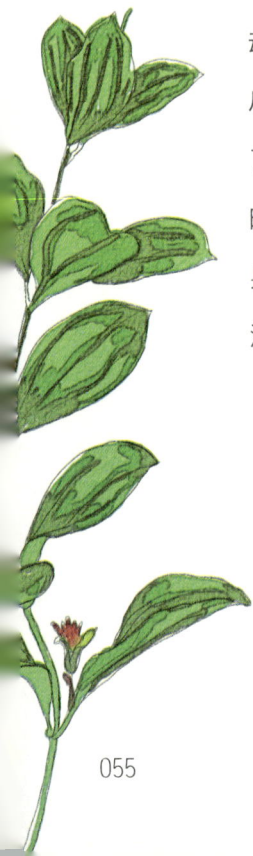

养生固本健康测试，扫一扫，测一测

三调养，开健康之源

的确如您所说，正气、阴阳、脏腑三方面的知识，可以用于判断自身的健康状态和健康问题之所在。坦率地讲，听完您对正气、阴阳、脏腑的解析，我发现自己有些正气不足的表现、一些阴虚的表现，而且脏腑方面也有些问题，可是每年的体检结果都是正常的，这是怎么回事呢？

这种情况不仅仅发生在你的身上，很多人都像你一样，平时有些自觉症状，但是又查不出任何疾病。

这就是咱们前面讲到的"未病"的状态，"平人"就是健康人，大多数人都经历过或长或短的"平人"时期。但是，随着年龄的增长、日常生活中的消耗、环境中外邪的不断侵袭等等，人们慢慢就从"平人"走到了"未病"，但是还没有达到"已病"。

这个时候，是非常宝贵的养生阶段，身体已经善意地发出了信号，并且身体自己也在竭尽全力做自我调整。可是人体的自我调整是有限度的，如果我们忽略了这些重要的信号，仍然让个人的欲望凌驾于身体的健康之上，那么经过一段时间，"未病"就有可能发展为"已病"。

疾病是量变导致的质变。现代的诊疗手段非常注重仪器的使用，但是仅仅是针对疾病，对于"未病"还未能达到有效的检测能力。很多癌症病人一查出问题就是晚期，为什么？就是因为癌变组织不大到一定的程度，仪器是检测不出的。但是，往往在这之前，很多病人自己就有身体不适的现象，却被忽略了。所以说"早检查、早治疗"不如"早保健，治未病"。

可以看到，正气不足的表现是很多人都有的现象，也就是说正气不足是普遍存在的，当食欲不振、容易疲劳已经在一个人的身上持续了一段时间的时候，正气不足也仅仅是发展到了初级阶段，及时调养肯定是收效最好的。所以说，建立起"治未病"的观点，是养生的第一要务。

此外，中医是最具有整体观的医学体系，中医看人是个整体，而不是割裂开的一个一个器官。不论是正气、阴阳，还是脏腑，都是从整体去观察一个人；同样地，也是从整体去调理一个人。

正气、阴阳是整体调理，脏腑则是重点突破。当然，脏腑的重点突破也是相对正气、阴阳而言的，事实上，脏腑间相互促进又相互制约，绝对不是孤立的。

正气、阴阳、脏腑三者共同发挥作用，共同灌注身体源源不绝的生命力，是固本的重要手段，是开健康之源。

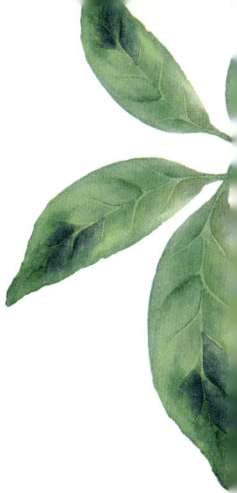

中草药，助力三调养

？提问　无限极

既然扶正气、平阴阳、调脏腑对于固本这么重要，那么该如何调养正气、阴阳、脏腑呢？

！回答　王新陆教授

实际上，你们提倡的"四合理"，即饮食、起居、运动、情志这四个方面合理适度，涵盖了中医养生的一些方面，事实上，从古至今还有一个非常重要的养生手段，就是用药物养生。

中药，从生活中起源的实践结晶

中药的起源可以说是非常偶然的，就是我们的祖先为了生存的需要，在自然界中到处觅食，发现有些食物不仅能吃饱肚子，还能治病。偶发事件多了，人们就开始有意识地寻找可以用来治病的药物，中药也就逐渐丰富起来，由

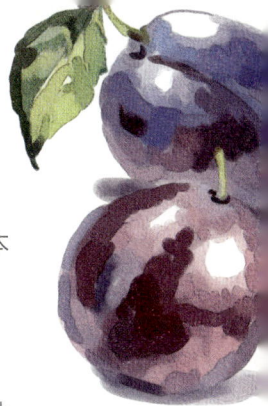

于药物中草类占大多数，所以记载药物的书籍便称为"本草"，因此，民间也通俗地将中药称为中草药。

中药既是源于生活，日常生活中使用的例子就数不胜数了。丁香是味古老的中药，味辛、性温，能温中降逆、补肾助阳。不仅如此，深受口臭困扰的古人发现，取丁香1～2粒含在嘴里能解口臭，所以丁香可以说是古人的口香糖，汉代官员向皇帝奏事都含嚼丁香，这个法子现代也可沿用。

很多人都听过这句话"桃饱杏伤人，李子树下睡死人"。仙桃又叫寿桃，具有补中益气、养阴生津、润肠通便的功效，多吃有益。杏肉味酸、性热，有小毒，吃多了会伤及筋骨，每次3～5枚即可，如果喜欢吃杏，可以吃杏脯、杏干。李子性温，过食会引起脑涨虚热，如心烦发热、潮热多汗等，所以也是不能多吃，特别是遇水不沉、还未成熟的李子，是不能吃的。

对中药使用，有据可查的是1973年出土的商代遗

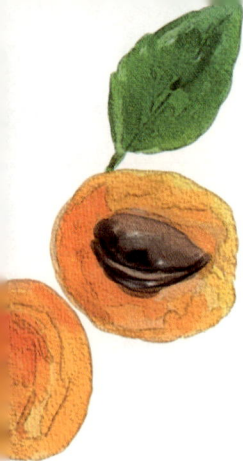

址，其中就发现了30余枚植物种子，有桃仁、郁李仁、杏仁、莲子等，是迄今为止发现最早的中药实物。这些种子恰好是元代《世医得效方》中"五仁丸"的主要组成，可以用来治疗便秘。

中药就是这样，根据几千年的使用经验，对各种中药的药性、药效都有明确的认识，形成了一整套中药理论体系。世界上第一部药典——《新修本草》就诞生在公元659年的唐代，由苏敬等20余人编写，由当时的政府正式颁行，比欧洲最早的《佛罗伦萨药典》还早839年。

道地药材，一方水土养一方"药"

人们常说"一方水土养一方人"，又说人杰地灵，其实自然界也是这样，某个地域，某个自然环境和气候条件，它会适合某种作物的生长，这种作物在这个特定的环境中就会比在其他地方长得更水灵，长得更茁壮。比如茶叶，蒙山顶茶、武夷岩茶、西湖龙井、台湾阿里山茶，都必须有特定的气候和地理环境，雨量充沛、云蒸雾霭、土壤肥沃、阳光雨露、清风明月，才会长出和其他地方不同的茶叶。

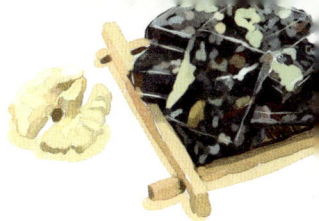

中药又何尝不是呢？天然药材的分布和生产，离不开一定的自然条件。古代医药家经过长期使用、观察和比较，知道即便是分布较广的药材，也由于自然条件的不同，其质量优劣也不一样，并逐渐形成了"道地药材"的概念。比如宁夏的枸杞子，东北的人参、五味子，浙江龙泉的灵芝，内蒙古的黄芪，广东的砂仁、陈皮，云南的三七，安徽的茯苓，山东的阿胶等，都是著名的道地药材，受到人们的称道。长期的临床实践证明，重视中草药产地与质量的关系，强调道地药材的开发和应用，对于保证中药的疗效起着十分重要的作用。现代研究也发现，道地药材中的有效成分含量就优于其他地域所产药材。

药食同源，安全与疗效并重

既能充饥又有药用价值，这就是药食同源的起源，也是中药养生安全有效的保障。

根据药物的毒性强弱、用药目的不同，《神农本草经》将中药分为了上、中、下三品。

"上药"被认为是等级最高、最理想的中药，几乎没有

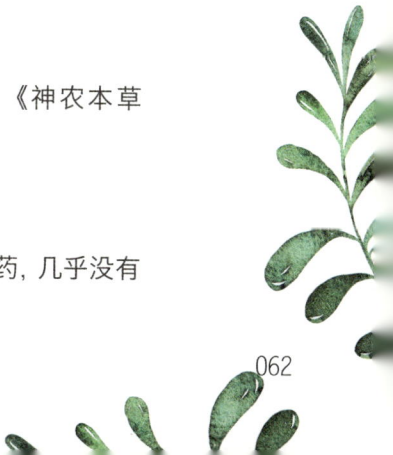

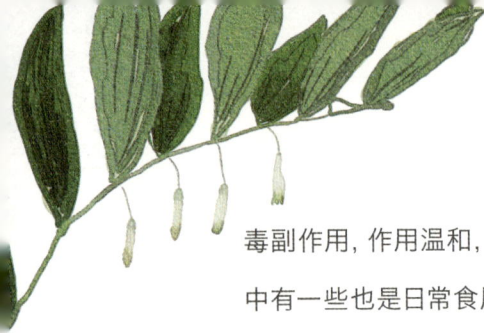

毒副作用，作用温和，每日服用能增强体质，保持健康，其中有一些也是日常食用的食物。

"中药"比"上药"的作用更强，大量服用会有副作用，如果每次少量服用，即使连续服用，也不会产生毒副作用。能够促进人体的新陈代谢，能提高人体对疾病的抵抗力。

"下药"药效较强，能治疗疾病、改善症状，常常伴有毒副作用，"是药三分毒"指的就是这类药了，因此使用时，必须配伍以降低其毒副作用，且不能长期服用。

对保健品的原料管理，国家就更严格了，分为"既是食品又是药品的物品名单""可用于保健食品的物品名单"以及"保健食品禁用物品名单"。

例如，人参、西洋参、党参、黄芪、灵芝、大枣、山药、白术、桂圆肉、茯苓等等，可以帮助提升正气。

巴戟天、核桃仁、菟丝子等，性味多甘温，能温补人体之阳气。

桑椹、枸杞子、百合、麦冬、玉竹等，大多甘寒质润，能补阴、滋液、润燥。

如果家里有小朋友吃饭不香，也可以使用药食同源的麦芽健脾开胃，或用山楂消食化积、醒脾和胃。

再如，无花果、百合、蜂蜜、白茅根等，可清热润肺等等，真是数不胜数。

是食物又是药物，满足了人们"厌于药，喜于食"的本性，让养生保健有实效；是药物又是食物，把"良药苦口"变成了"良药可口"，让养生保健更安全。这是中医养生非常突出的优势和特点，也是每个中医养生爱好者的福音。

古方今用，与时俱进保健康

提到中药，有个东西一定要讲一讲，那就是中药的配伍问题。

每种中药都有一定的使用范围，各具特性。为了有

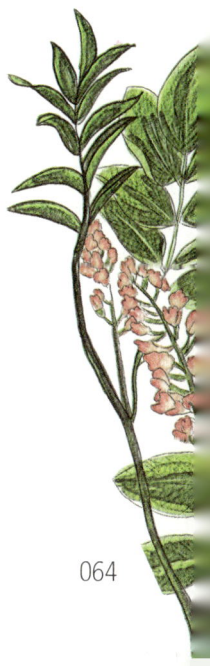

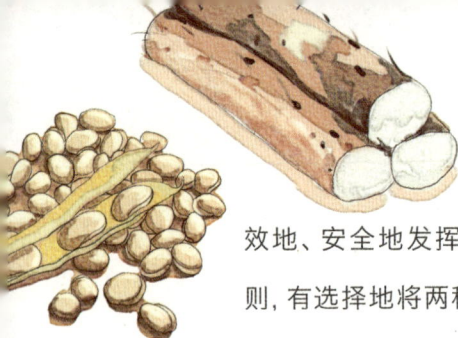

效地、安全地发挥这些药物的作用，中药使用配伍的原则，有选择地将两种或两种以上的药物合在一起使用，借助药物之间的相互作用，或者协同增进疗效，或者通过配伍消除药物的毒性或副作用。经过一代又一代医家的实践总结，形成了许多固定的方子，被称为古方，如"桑菊饮""大承气汤""参苓白术散""四物汤""补中益气汤"等等。当然，从经济实效的角度出发，如果能用一味药治疗的，就不必再加许多药物，如"独参汤"就只用一味人参大补元气，治疗虚脱。

以出自宋代《太平惠民和剂局方》的"参苓白术散"为例，这是调理脾胃虚弱的经典方剂。方中白术、茯苓、甘草、山药、薏苡仁、白扁豆，都是补脾药；茯苓、山药，理脾兼能渗湿；砂仁、陈皮，调气行滞；结合"参、术、苓"，暖胃又补中。

随着时代的发展，现代人面临着不同于古人的健康需求，在使用古方时要注意其时代的局限，根据现代人的实际需求做改进，达到古为今用的目的。以"十全大补丸"为例，现代人快速紧张的生活节奏导致体力不支、肾虚的情况远比古人严重，肾为先天之本，补养很关键，如果使用"十全大补丸"时一味承袭古方不求变通，可以说效果甚微。怎么办？在方中加强补肾作用的药，达到标本兼治的作用。

古方是老祖宗留下来的宝贝，忽视组方思想生搬硬套，就如明珠暗投，是很大的浪费。一定要与时俱进，应现代人的实际需求合理调整，在继承的基础上发扬光大。

现代科技，为中药发展添动力

随着中药一次次在全球性健康危机中发挥作用，对中药的研究和应用也越来越受到重视。

记忆犹新的是2003年，在抗击SARS的斗争中，中国对58.3%的确诊病例运用中西医结合的方法进行治疗，在提高疗效、减少并发症方面显示了独特的优势，中医药不仅庇佑中国度过了一次健康危机，也向全世界宣告了中医药是行之有效的。

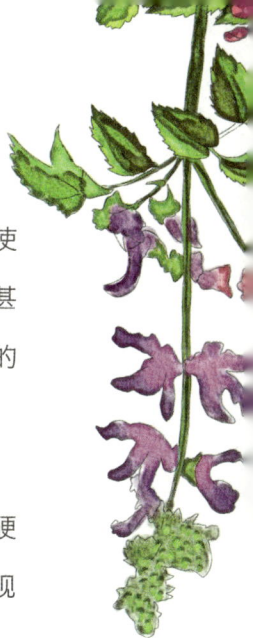

不仅如此，在很多方面，中医也都能起到不可思议的作用。

例如，中药通过对人体功能的促进帮助放疗增效，具体的手段包括养阴生津、清热解毒、健脾补肺、清热利湿、燥湿化痰等。此外，中药还能治疗因放疗而产生的毒副反应。

还有号称"无声杀手"的冠心病，中医针对冠心病的根本原因"元气亏耗、本虚标实"，以扶助正气为根本，起到了全面改善的作用。

随着中药的现代化，发现很多中草药当中的有效成分也都具有很好的保健作用，像从灵芝、人参、茯苓、丹参、枸杞子、香菇、猴头菇、金针菇等中提取出来的活性多糖，是国际公认的天然、安全、高效的免疫调节剂，能起到全面启动免疫系统，增强体质，促进机体恢复，增强机体对抗各种病菌感染，抗肿瘤、抗氧化等的作用。

我相信，随着世界范围内对中药疗效的不断认识，中药必将会成为世界医林一颗耀眼的明珠！

四合理，对生活的管理

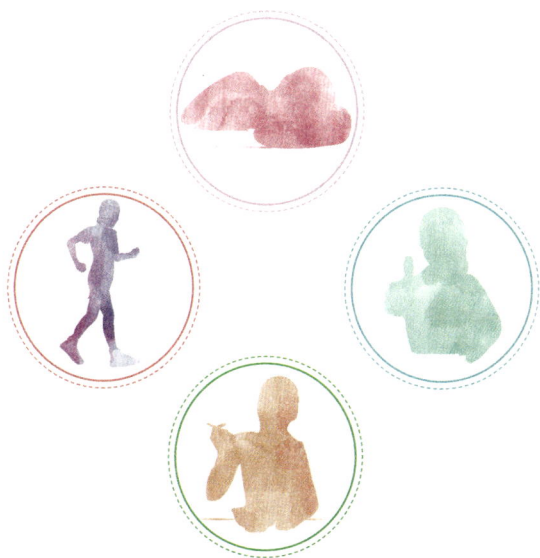

世界卫生组织认为影响人长寿的各种因素权重中，遗传基因占15%，取决于社会的医疗条件占8%，取决于社会的生活环境占10%，自然环境和气候因素占7%，个人生活方式、生活习惯占60%，可以看出日常生活中形成的好或不好的习惯是我们长寿与否最主要的因素。

生活习惯是健康的基础，这一点大家已经有共识了。

常常有人感慨：为什么老天爷这么不公平，为什么是自己得了绝症、重症，而不是其他人？但是，如果检索一下自己的生活习惯，就会发现：事事轮回，有果必有因，有因必有果！

那么，如何理解日常生活中的养生？如何才能养成良好的生活习惯呢？

①回答 王新陆教授

生命是一天天汇合而成的。

事实上，**养生就在日常生活的点点滴滴之中**。我常常和人说：就像善不能因其小而不为，恶不能因其小而为之；积小善而家有余庆，积小恶而千夫所指。养生也是这样，就要从日常生活中做起，从身边的小事做起。

随便问一个中国人，都能随口说出养生的民谚。人们常常挂在嘴上的"春捂秋冻"、"笑一笑、十年少，愁一愁、白了头"、"少吃两口，多活二年"、"冬练三九，夏练三伏"等等。可以说从饮食、起居、运动到情志，以至于生活的方方面面，养生已经彻底融进了每一个中国人的生活，并一代又一代的传承下来。现在要做的，就是将老祖宗留给我们的这些养生法宝重新捡起来，参详这些养生方法背后的智慧，为现代生活中的人们提供有效的借鉴。好好探寻中医养生中饮食、起居、运动、情志的一些重要原则，掌握了这些原则，就可以举一反三，从不同的生活习惯着于改善健康。

拥有良好的生活习惯，是健康的重要基础，更是调养"正气、阴阳、脏腑"的基本手段。无限极健康理念抓住了重点，就是饮食、起居、运动、情志这四个方面。

合理饮食

"人是铁，饭是钢，一顿不吃饿得慌"，维持生命必须依靠饮食，而中华美食全球闻名，中国更是有"民以食为天"的说法，孔夫子就说过"食不厌精，脍不厌细"。我们先来看看中国人饮食中处处揭示的养生智慧。

◎ 川菜和湘菜的战争

随着川菜、湘菜的影响范围不断扩大，好像已经进入了全国饭桌一片红的时代。川、湘菜两个菜系既有辣的相同，又有麻的相异，川菜独多一味花椒而湘菜较少使用。

为什么呢？那是因为蜀、湘两地都潮湿，可以借由吃辣椒化解湿邪的侵袭。

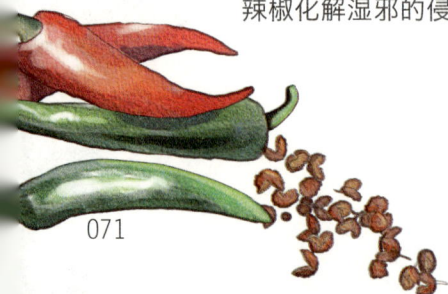

不同的是，蜀地水性凉，昼夜温差大，但是辣椒仅能除湿却不能驱寒，做菜时再加上一把花椒，温中散寒，通络止痛，则肠胃不会疼痛，四肢不会拘挛。湖南则"火"性十足，早晚温差不大，水性也不寒凉，吃多花椒就会出现大便干、肛门热痛、口干舌燥，甚至口舌生疮，所以湘人食辣而不放花椒。

所以就看到一个有趣的商业现象：在南方，湘菜馆更受欢迎；在北方，川菜馆更被青睐。这是地域、气候帮我们做了自然选择。

◎ 南紫苏北姜蒜，田螺味美寒性消

再如，很多人都喜欢吃的下酒菜——炒田螺，南方多爱用紫苏炒，北方更多用姜蒜炒。虽然南北炒法各异，却有异曲同工之妙，就是借助紫苏或姜蒜的温热特性来消解田螺的寒性，以免寒凉伤胃。所以吃海鲜等寒性食物时，也吃两口紫苏、葱、姜等调味料，就可以让胃肠不受寒凉的侵袭了。

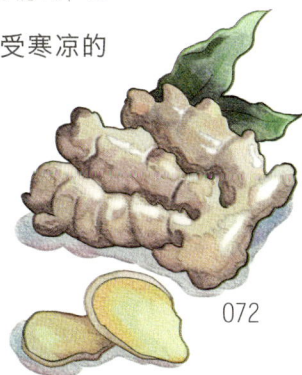

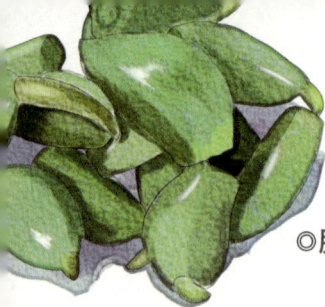

◎腊八蒜，远离流感好过冬

还有腊八蒜，也是饮食养生的智慧结晶。流感是常发于冬春两季的传染性疾病，大家都知道大蒜有杀菌的功效，是预防流感的好食材。但是此时天气干燥，单独吃蒜则太过辛燥，我们的祖先经过不断的积累，将大蒜和醋两种食材综合在一起，用醋的收敛来缓解大蒜的发散，用醋的生津来滋润大蒜的辛燥，既充分发挥了食材的养生功用，又回避了食物对身体产生的负面影响，趋利避害，是美食与养生并重的绝佳体现。只可惜，在越来越依赖药物的今天，腊八蒜被人们渐渐淡忘了。

到了现代，对绝大多数人而言，吃已经不再是温饱问题，更重要的是怎样吃身体才健康？怎样吃生命才长寿？

合理饮食三个原则

原则一：结构合理

《素问·脏气法时论》中说："五谷为养，五果为助，五畜为益，五菜为充。"可见，古人不仅已经了解到各种食物要搭配食用，而且发现了不同食物对健康不同的重要性。

对现代人而言，饮食结构合理包含两个方面的问题。

首先，是营养均衡。事实上，由于富营养化，现代人不是哪种营养元素缺乏的问题，更重要的是如何合理搭配一日三餐，不在贵贱而在品种上，品种多则既保证营养均衡又不会营养过剩。学学老祖宗，主食为主，蔬果次之，少肉少油，吃得容光焕发。

有一个食物的排序，可以作为日常选择食物的依据，那就是：吃四条腿的（猪、牛、羊），不如吃两条腿的（鸡、鸭、鹅）；吃两条腿的，不如吃没有腿的（鱼类等河鲜、海鲜）；吃没有腿的，不如吃一条腿的（菌类、菇类）。

其次，是什么季节吃什么。随着现代培育技术的不断进步，反季节蔬菜早已经很普遍了。但同时，人们也发现现在的食物味道都不浓，鸡肉没了鸡肉味，香菜、韭菜味道也淡了很多，究其原因是生长周期大大缩短。俗话说"十月怀

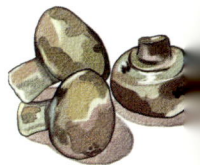

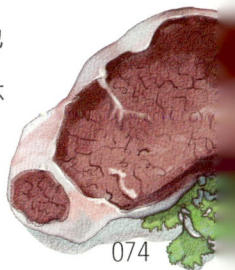

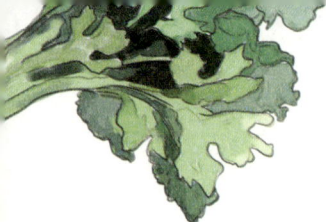

胎，一朝分娩"，人是这样，蔬果肉蛋也是同样道理，快速催熟的食物不仅营养成分大大降低，更加携带着大量的农药、激素、抗生素等等危害人体健康的成分。所以，吃当季蔬果，吃放养的禽畜，才能吃得更健康。

"想吃什么就吃什么"这个说法，有合理的地方，也有不合理的地方，要区别对待。合理的地方是，因为身体有需求才会想吃，例如小孩子脾胃不好所以喜欢吃甜食。不合理的地方是，没有区分本能和欲望，很多时候是欲望作祟。

原则二：定时适量

孙思邈《千金要方》中所讲"饮食以时，饥饱得中"，"每食不重用"等，体现了古人"药疗不如食疗"的养生思想。

饮食定时，一方面指**三餐要定时，**这样身体养成了规律，就能更有效地保护肠胃、吸收营养。很多"白领"，尤其是单身人士，白天要工作，晚上要娱乐，睡眠不够就用早餐的时间弥补，常常是早餐不定时，甚至不吃，中午和晚上也会因为加班，而不能按时进食，往往是坏了胃、伤了身。

另一方面是要**有充足的进餐时间，**不能狼吞虎咽，吃得太快食物咀嚼不充分，就会加重胃的负担，是胃肠溃疡的重要诱因。曾经见过一位消化科专家治疗胃溃疡的方子，其中一条就是要病患细嚼慢咽。

很多企业中午休息的时间很短，员工往往是吃了中饭就上班，"饭饱神稀"，工作效率显著下降。如果那些老板知道了这个道理，就不会用时间换效率了，多给员工半个小时，打个盹、养养神，接下来的时间工作效率更高，岂不是健康、工作两全其美的好事。

现代人，不是吃的太多、就是吃的太少，伤害的都是胃肠。"有胃气则生，无胃气则死"，伤了胃气就是伤了"后天之本"，伤了制造营养的机器、毁了运输营养的管道。进食过量或不足，更会使多余的脂肪、胆固醇、血糖等积聚在人体内，引发出各种疾病，使人早衰甚至早

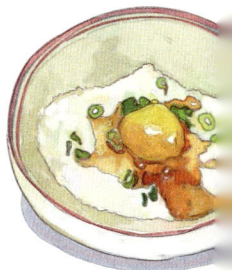

亡，严重伤害人体。所以，吃饭要注意七分饱，这是老祖宗早就给的法宝。同时，适量还包括了三餐的份量，**早餐要吃好，中餐要吃饱，晚餐要吃少。**

原则三：温热适宜

《灵枢师传》中说："食饮者，热无灼灼，寒无沧沧，寒温中适，故气将持，乃不至邪僻也。"明确指出食物不可过热烫到舌头，也不可过凉冰到牙齿，只有做到寒温适中，才不会打乱人体阴阳的平衡，邪气就无机可乘不能伤害人体了。

温热适宜，一方面是指**食物不能过热或过冷。**在地方性疾病的统计过程中发现，长期进食热辣滚烫食物的地区，食道癌的发病都明显增多。另一方面，**是指进食时不能冷热交替。**吃一口火锅，再喝一口冰啤，刚开始感觉是很好，但是长期下去，脾胃功能就会受损，健康就会大打折扣。

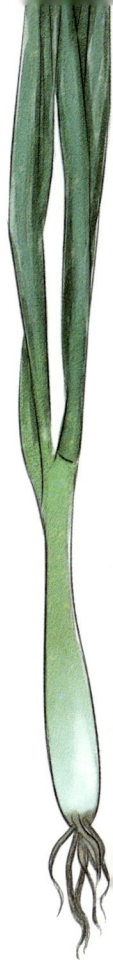

四季中的合理饮食

春宜养阳　**"春应肝而养生"**，春天阳气升发，可多食用葱、韭菜、蒜苗等稍带辛味的食物，还有枸杞子、核桃肉、桂圆肉、山萸肉、大枣等，都是典型的味辛、甘的食物，对于升发阳气很有帮助。

要升发阳气，就要先清除漫长冬季积存在体内的代谢废物，饮食要清淡些，味道不要太厚重，多吃新鲜的蔬菜水果通畅肠道。

"增甘少酸"，为防止春季肝脏功能亢进克制脾土，饮食要减少"酸味"食物避免肝脏功能亢进，用"甘味"食物（如大枣、山药、大米、小米、薏苡仁、红薯、黑木耳、香菇、桂圆肉、栗子等）来增强脾胃的功能。

"春眠不觉晓"，"春困"是脾胃虚弱、湿气过重、肾气虚、免疫力低下等问题引起的。冬天封藏不足，能量储备不够的人，春天升发阳气的能力不够，就容易春困。

解决春困，首先要从冬天着手：做好封藏，不熬夜、不耗精、房事不过、酒肉不过。睡觉无法改善春困，要做到晨间不贪睡，适量运动，可以选用薏苡仁、山药、土豆、红薯、梗米、扁豆、泥鳅等食材来健脾除湿、补肾益气。

夏宜清淡　夏季酷热多雨，暑湿当道，脾胃受困，饮食宜清淡，也可适当吃一些祛湿、温中的食物，如辣椒、大蒜等，以减轻脾胃负担，提振脾胃能力。

盛夏养心，可适当进食苦味食物如苦瓜、苦菜等以消暑清热，还要补充优质的蛋白质。长夏养脾，要防湿热困脾，可多吃甘味食物，少吃寒凉食物，还要少吃油腻，多吃清淡饮食。

夏天出汗多，补水很重要，但要避免清晨、空腹、运动后大汗时喝冷饮。水是生命之源，一定要补充安全、优质的水。

此外，夏季还要特别注意饮食卫生，避免腐败食物引发的肠胃问题。

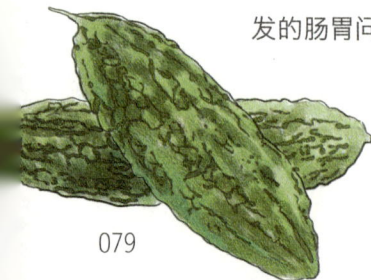

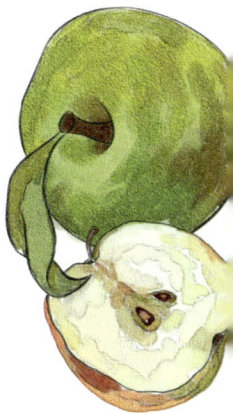

秋宜清润　秋"燥"伤津，最易伤肺。轻者口渴舌干、少汗、皮肤干燥，重者还会伴有头痛、心烦、咽喉疼痛、干咳少痰等。除了多喝水，饮食应突出"清润"，即养阴清燥，润肺生津，可多吃蜂蜜、雪梨、荸荠、银耳、苹果、莲藕、百合等，少食葱、姜、蒜、韭菜、辣椒等耗伤津液的辛味食物。

"秋不忙进补"，等到树叶开始凋落、反哺大地的时候，才是人们进补的时候，而且秋季重在"清补"，可多喝百合冬瓜汤、赤豆鲫鱼汤等，达到渗湿健脾、滋阴防燥的作用。

冬宜温补　"冬应肾而养藏"，"豆为肾之谷"，养肾可多吃些豆类，特别是经腐化分解的豆腐、豆豉等。此外，各类坚果也是养肾的上品，不仅如此，坚果中丰富的油脂还可以润肠通便，防治便秘。

冬季寒邪最盛，多吃御寒食物，如海带、紫菜、大白菜、玉米等含碘食物，藕、胡萝卜、百合、山芋等根茎类食物，动物肝脏、瘦肉、菠菜、蛋黄等含铁量高的食物，以及适当的辛辣食物。

对于体虚、年老之人，冬季是进补的最好时机。特别是狗肉、牛肉、羊肉有益肾壮阳、温中暖下、补气活血的功效，在进补时，最好不要吃生冷或过于油腻的食物，以免妨碍脾胃消化功能，影响进补的效果。

饮食调理的重点建议：多菜少肉七分饱

古人云："三日可无肉，日菜不可无"。古籍《吕氏春秋·重己》中指出，善于养生的人是"不味众珍"的，因为"味众珍由胃充，胃充则大闷，大闷则气不达"。"众珍"主要指游鱼、飞鸟、走兽之类的动物食品，古人认为这类食品吃多了会使脾胃消化功能呆滞，还会影响气血功能的畅达。所以，"多菜少肉"是很有必要的。在生活中，做到"多菜少肉"最简单易行的方法就是：全天菜和肉大致按照2:1或3:1来安排。譬如，每顿饭做4个菜——1个肉菜、3个素菜，或者在吃饭的时候，吃1口肉后连续吃3口菜。

此外，我们民间一直有"每餐七分饱，健康活到老"的说法，好像吃饱了，又好像差点，这种感觉很美妙。美在能量补充够了，吃饱了就有幸福感。妙在"差一点"的感觉激发了机体求生的渴望，能让人的生命力更顽强。进食恰到好处，则脾胃消化、吸收功能运转正常，人体及时得到营养供应，能够保证各种生理功能活动，只要长期坚持，不仅有助控制体重，还有利于头脑保持清醒。要想做到七分饱，我们在进食的时候就应该注意细嚼慢咽，降低吃饭的速度，感觉吃得差不多了，却还不想离开饭桌时，就应该采取离开餐桌或者转移注意力的方法，从而达到控制自己，停止进食的目的。

合理起居

"日出而作，日落而息"，日常起居也和养生息息相关。几千年来，老祖宗们记录了太阳东升西落的规律，了解了寒来暑往和太阳的关系，也掌握了随着太阳的运动规律调节自身作息的法则。

如果能建立良好的生活规律，做到"起居有常"就能够颐养天年；如果生活毫无规律可言，"起居无常"则只会消耗生命之池的水，就会导致"虽半百而衰也"。

◎ 春捂秋冻，跟着太阳做养生

比如穿，古人非常讲究。

中国的老百姓，几乎人人都知道要"春捂秋冻"，春天不要着急换上轻薄的衣服，秋天不要忙着过早穿上棉暖的衣服。为什么呢？老百姓都知道，做好了"春捂"与"秋冻"，夏天不容易闹肚子，冬天不容易感冒。

究其根本，是因为春天开始，大自然的阳气开始升发，人也不例外。"春捂"可以帮助皮肤毛孔充分打开，帮助人体阳气从身体深处向表面转移；秋天到了，万物凋零阳气开始潜藏，"秋冻"又能让毛孔尽快闭合，将人体阳气更好的封藏体内。

"天之大宝只此一丸红日，人之大宝只此一息真阳"（明代·张景岳）。**在日常起居中，让人体"真阳"的升发收藏跟着太阳的远近升落而动，就能起到事半功倍的养生效果。**

春秋时期的大思想家墨子就提出"圣人为衣，适身体，和肌肤而足矣。"他还说："冬服绀緅之衣（指青黑色的衣服）轻而暖，夏服絺绤（指葛麻之类）之衣，轻且清。"墨子认为，冬天穿深色衣服，可吸收更多的阳光，起到御寒保温的作用，夏天穿葛麻做成的衣服，既通风又吸汗，清凉而防暑。由此可见，合理的衣着调节对人体健康也有很大影响。

◎ 温馨居室，有益健康

比如住，中国人住房讲风水，优雅美观的居住环境，是陶冶性情、增添乐趣、享受美好生活的场所，有益于身体健康。

唐代养生学家司马承祯说："何为安处，曰非华堂邃宇，重裀(yīn)广榻之谓也，在乎南向而坐，东首而寝，阴阳适中，明暗相伴，屋无高，高则阳盛而明多。屋无卑，卑则阴盛而暗多。明多则伤魄，暗多则伤魂，人之魂阳而魄阴，苟伤明暗，则疾病生焉。"他认为，高楼大厦、广厦千间，都不是好的"安处"。好的安处，要房间不高不低，既能见到阳光，又不过于日晒。在家中坐下时，要面向南方，认为这样可以避开北方的阴寒之气。睡觉时要头朝向东，以顺升发之气。家中的阳光不能太多或太少，多则伤魄，魄属肺，为阳中之阴。肺属金而厌燥，故阳光太多，空气干燥，对肺不利。阳光太少则伤魂，魂属肝，为阴中之阳。肝属木而喜生发，阳光太少，家中阴暗，对肝的生发、调达是有影响的。

"天人合一"强调人要与自然和谐共处，利用自然规律为自身健康谋福利。顺应大自然的变化，形成一套合理的起居规律，促进身心健康、延年益寿。

合理起居三个原则

原则一：科学睡眠

有规律的周期性变化是自然界的普遍现象。诸如日月星辰的运行，四时寒暑的变化，昼夜的交替，以至人体的生命活动等，都有内在的规律和守时的节律。所以人的生活起居也必须顺应这些自然规律，建立一套科学的、合理

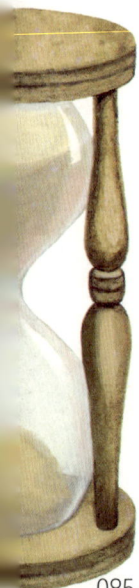

的作息制度，这是强身健体，延年益寿的重要途径。俗话说："服药千朝，不如夜独宿。"古人认为多吃药，不如独自一个人安安静静地睡觉。睡眠是天然的补药，是人体的充电器，是最好的"滋补品"，是抵御疾病的"防线"，而且深睡眠为"美容时间"。

睡眠的环境、用具、姿势等也直接影响睡眠质量的好坏，培养合适的睡眠姿势，选用软硬适中、适合自己的或是带保健作用的枕头、床垫等，营造安静的睡眠环境等都能有助于提升睡眠质量。

原则二: 劳逸结合

近年来中国高管"过劳死"现象频发，共同点在于"猝死"，且越来越年轻化，这反映出中国企业家在精神和体力上普遍的过劳状态。

另一个极端，就是"饭来张口，衣来伸手，出门有车坐，上楼有电梯"的过逸状态，以致于有些人路都走不动，身体状况严重衰弱。

"劳不过度，逸不损神。"劳和逸之间是"阴阳"关系，一旦失去了相互制约的协调关系，人体原本平衡的生命活动就会被破坏，就容易向病理状态转化，甚至可能产生疾病。

原则三：生活规律

"睡到自然醒"已经成为了很多现代人，尤其是年轻人的追求。因为工作时间长、压力大等因素，很多人平时睡眠不足，一到周末就睡到十一二点，甚至下午，以为这样就可以把一星期以来的睡眠不足补上，这是不利于养生的错误做法。

"人与天地相参，与日月相应"。人的生活规律应该**与自然界天地日月的变化同步**，顺应自然阴阳、昼夜的消长，四季的更替，根据自己的工作特点、生活习性，建立一套规律的起居作息习惯。

四季中的合理起居

春季：晚睡早起，养阳防风 "圣人防风，如避矢石"，春季风邪最盛，易导致伤风感冒、支气管炎、流感、肺炎等疾病，要特别注意防背后吹来和脚上吹来的风。

春天阳气升发，要特别注意预防倒春寒，所以要"春捂"，不要过早地换上短衣、短裤，做好手腕、腰眼、小腿和肚脐的保暖；还要做到晚睡早起，跟着太阳起居；还要穿着宽松舒展。

夏季：用好午休，适度纳凉　夏季昼长夜短，晚上睡眠时间短了，午休就显得尤为重要，利用午时人体经气"合阳"的时候养阳，快速恢复精力，有效提高工作效率。

近年来，因为过度使用空调，导致夏季患上风寒感冒、关节疼痛等"冬病"的人越来越多。过度纳凉还会妨碍阳气的升发，并且因毛孔封闭、出汗减少而令湿热积聚在体内，不利于秋冬两季的健康。

怎么办？善用空调，空调温度不过低，白天25摄氏度左右，晚上28摄氏度左右；少用空调，大汗淋漓时不吹空调等；空调房里做好头、背、脚、关节的保暖。

秋季：早睡早起，"秋冻"适度　秋天开始阳气内收，要早睡以顺应阳气的收敛，早起使肺气得以舒展。

秋天不必过早地添加衣物，让身体"冻一冻"，促进阳气内收，减少身热汗出、阴津伤耗，增强身体的耐寒能力，减少伤风发生。当然"秋冻"要因人而异，老人、小孩秋冻不能太过，要注意及时保暖。

冬季：早睡晚起，冬保三暖　冬季起居不能扰阳，**早睡可护人体阳气，晚起能养人体阴气**，最好是太阳升起后起床，有利于阳气潜藏、阴精蓄积。

防寒保暖是冬季养生的基本功夫，重点是**头、背、脚的保暖。**现在女孩子要风度不要温度的着装很要不得，露背、露膝、露腹，都是在埋下关节、妇科疾病的祸根。

起居调理的重点建议：20分钟午休，23点前睡觉

中医主张子时大睡、午时小憩，也是人们常常说

的"子午觉"。"子时"是夜晚11点到凌晨1点，"午时"是中午11点到下午1点，按照《黄帝内经》的论述，这两个时间段是阴阳大会，水火交泰之际，是人体经气"合阴"及"合阳"的时候，此时睡眠有利于养阴及养阳。所以中医总结出了"阴气盛则寐（入眠），阳气盛则寤（醒来）"的睡眠机制。

同样要睡觉，这两个时间段的睡眠要求却不同，子觉重在养阴，所以要静，需要长时间睡眠，如果能在晚上11点前上床入睡，效果最好；午觉重在养阳，而且此时身体各项功能活跃，只需休息约20分钟即可，睡多了反倒会产生心慌、倦怠等不适。

合理运动

"生命在于运动"，中医认为，肝主筋，肾主骨，脾主肌肉，当我们动起来的时候，筋、骨、肉等都能得到有效的舒展，促进肝、肾、脾的功能发挥，所以，运动后常常会觉得心情更舒畅、精力更旺盛、胃口更好了。

中国古代人对身体的锻炼是非常讲究的，几乎每个中国人都参与过一些传承至今的运动项目。

◎ 又是一年三月三，风筝飞满天

春天到了，冰雪消融、草木萌芽，春风不仅带来了更多的阳光，也把人们带到了田野。春游踏青，扯线放风筝，人们把蜷缩了整整一个冬天的身体都舒展开来，高高抬起的头、愉悦欢快的呼喊，把郁积在体内的废气全都排出，用春天清新的空气将全身都洗涤干净，更好的迎接新的一年。

这就是春风和新芽为人们揭示的养生智慧。

◎ 登高望远，秋愁不见

秋天来了，叶落归根，天地萧杀，人们总有特别多的离愁别绪。这时候，邀三五好友，登高呼喝，借着不断向上的攀登，把悲伤的情绪都抖落脚底；登高远望，看着无限宽广的天地，把郁积的不忿都抛洒出去，积蓄力量，等来年再展鸿鹄之志。

这就是秋叶为人们揭示的养生智慧。

"田要休耕，人得休息"。从古时起，就有休耕的说法。《素问·宣明五气论》中讲，"久视伤血，久卧伤气，久坐伤肉，久立伤骨，久行伤筋。"任何一件事情做久了，都会伤害健康，所以要"劳逸结合"。

总之，**既要重视体育锻炼又不能过劳，宜缓不宜急，贵在坚持。**如果做到这些，生命就会充满活力，就可以达到明朝养生家颜元所说的："一身动则一身强，养生莫善于习动，夙兴夜寐，振起精神，寻事去做，行之有常，并不困疲，日益精壮。"

合理运动三个原则

原则一：积极运动

俗话说："冬天动一动，少闹一场病；冬天懒一懒，多喝药一碗。"

谈到运动，很多人都表示自己很想，但总觉得缺乏运动的条件，没时间、没场地等等。事实上，只要每天抽出10～15分钟，即使是在办公室里做一些伸展肢体的放松动作，在上下班的路上多走几步，也能让自己的筋、骨、肉得到舒展，达到运动的效果。

原则二：因人而异

每个人的身体都有自己特定的生理特点和形态特征，因此，运动不能盲目地随波逐流，应视自己身体的实际情况，**选择适合自己的运动类别，循序渐进。**

特别是老年人、身体较差的人群，适宜选择游泳、慢跑、散步、太极拳等有氧运动。

原则三：持之以恒

每周3～4次、每次20～30分钟的规律运动，远比偶

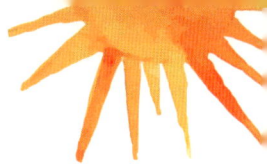

尔一次的大量运动来得有效，所以运动贵在坚持。

一个人运动或许不容易坚持，可以找些共同爱好的朋友，大家互相鼓励敦促，运动积极性就会大大提高，既锻炼了身体又拓宽了交友圈子，身心都更加舒畅。

四季中的合理运动

从养生的角度出发，不论是哪个季节，运动都不能过急、过量、过激烈。高强度、高消耗、激烈的运动，会给身体带来很大的负担，没有好的身体素质和长期运动的习惯，是无法承担的。

建议大家选择一些低强度的"轻运动"或有氧运动。如每天行走一万步、做做**养生操**、跳交谊舞、练瑜珈、太极拳等。

特别是夏冬两季，夏季身体消耗大，冬季要养藏，特别要避免过度的出汗、大量的运动消耗。

运动调理的重点建议：每天行走一万步

在我国民间流传着"步行是百练之祖""每天百步走，活到九十九"的谚语。古今中外，坚持步行强身的名人也不乏其例。宋代文人苏东坡的健身良方是"以步当车，散步逍遥"；开国元勋聂荣臻元帅坚持散步，享年93岁。而世界卫生组织关于21世纪的健康箴言中就明确指出"最好的运动是步行"。

行走能提高肌肉纤维弹性，步伐和呼吸自然配合时，身体各部位都在自由舒展的情况下活动，大腿、小腿及足踝等部位的肌肉得到锻炼，减少腹部脂肪积聚，使身体的各部位得到匀称发展，使人体的体型更美。此外，行走能使大脑皮层得到放松，对于整天在室内伏案的脑力劳动者来说，是一种积极的休息方式，在户外新鲜空气里行走，大脑思维活动变得清晰、活跃，缓和神经的紧张，提高反应能力和记忆力。

生活中，一般人的活动量为4000步，但这还不够。《中国居民膳食指南（2016）》提出"主动身体活动最好每天6000步"，我们必须要达到6000步，才能对健康有促进作用。在此基础上，根据个人情况，如果能达到1万步的活动目标，对健康更加有益。从能量角度上来讲，一个成年人每天摄入的热量平均为2100大卡，而维持生命体征和日常活动只消耗1800大卡，剩余的300大卡热量，就需要通过运动来消耗。每消耗一大卡热量大概需要30步，这样算下来，每天走路10000步才够量。

要想让行走真正达到健康养生的效果，就要大步伐、抬头挺胸快步走，双臂随步伐有节奏摆动，向上摆到与肩同高，向后摆到胯部。并且最好选择在晚饭前或晚饭半小时后进行，装备上可以选择软底运动鞋、平底鞋或防滑鞋。应当根据自身的年龄和体质量力而行，一次不要出汗过多，以运动后微微出汗为宜。

合理情志

养生先养心，调其心志。"太上养神，其次养形。"说得非常清楚，调整心态是第一位的，菩萨心肠、助人为乐、笑口常开、精神愉快能不长寿吗?!

喜、怒、忧、思、悲、恐、惊七情的正常表达是维持身体健康的基本条件，过度的情绪变化会对健康产生影响，适当的宣泄则有益于身体健康。

◎ 范进中举，一巴掌就好

"开心"这个词，人们再熟悉不过，为什么高兴会和"心"挂上关系呢？那是因为喜悦的情绪会影响"心"功能的发挥。适度的喜悦，会增强心的功能；而过度的喜悦则会伤害心的功能。范进中举就是典型案例。年过不惑、落第二十多次、屡败屡战、不抛弃、不放弃的范进终于中举了！谁知大喜过望冲昏了心智，疯癫了。官差赶忙请了范进最怕的老丈人——胡屠户，给了范进一个结结实实的大耳刮子，打得范进心生恐惧，恐惧的情绪激发肾水灭了心火，范进又恢复了正常。这就是情志养生的经典案例。

各种情绪如果超过应有的度，会让健康受损。同样的，如果能善用情绪，又会对健康产生意想不到的帮助。譬如现代社会中愈演愈烈的攀比风气，如果能善加利用，适当的攀比心可以激发人们积极进取的精神，这时，攀比是动力。相反，如果攀比心过度，则会产生嫉妒、不满等负面的情绪，这时，攀比就是毒药了。知足常乐，会积累很多很多的小幸福，汇成涓涓细流，虽不澎湃，却能常常滋润心灵。

四季的更替会催生人们的不同情绪，所以**要春戒盛怒、夏戒大喜、秋忌大悲、冬忌盛恐。**

到了春分节气，自然界中的阴阳均分，随着时间的推移，阳气会不断的升发壮大。此时，很多女性都会产生莫名的烦躁，往往为了一些平时不在意的小事发脾气，情绪阴晴不定，让家中的男人们无所适从。

阴阳是自然万物的基本属性，男属阳女属阴，当阳气不断升发时，还来不及适应的女人们体内的阴气受到扰动，就有了一系列阴虚体质者表现出的情绪反应。此时，若能把握这个养生时机，不仅仅升发阳气还注重滋阴，就能让阴津随着阳气的升发也繁盛起来，对阴虚的调养也可以达到事半功倍的效果。

这是情绪向人们揭示的养生智慧。

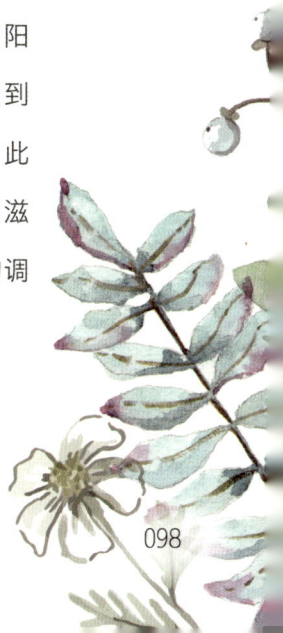

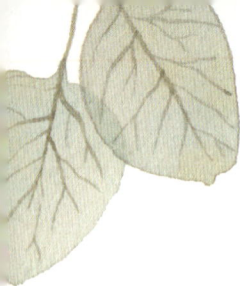

合理情志三个原则

原则一：平和心态

高考中发挥失常的考生、闯红灯引发交通事故的司机，这都是心态在起作用。

人的行为取决于我们对待事物的态度，遇事尽量保持平静，得失心少些，宽容心多些，能让我们周详地考虑、合理地做出判断，不仅有利于事情的解决，更有利于身体健康。

原则二：良好情趣

情趣，从字面上来理解，情就是性情；趣就是兴趣。

经常旅游的人，见闻广博、心胸开阔；喜爱花草的人，恬静淡雅、知足常乐；常常放歌的人，热情好客、朋友众多；喜爱读书的人，内涵丰富、永不退步。良好的情趣，可以为我们的健康和人生加分。

原则三: 远离陋习

与良好情趣对立的, 就是陋习。

靠抽烟酗酒解压, 酒醒后压力更大, 因为健康也受损了; 用吸毒赌博寻求刺激, 身心都会受伤。能远离陋习的人, 是精神力量强大的人, 是有自主意识和能力的人, 是心理上健康的人。

四季中的合理情志

春养肝, 要戒怒。因为肝木喜条畅, 要做到**心胸宽阔, 豁达乐观**。动怒之前先停3秒, 怒气就会消减不少。踏青、放风筝等户外活动, 都能舒畅情志、平和心态。

夏养心, 要戒骄戒躁。夏季的长昼酷暑容易让人产生烦躁情绪, 这时要保持淡泊宁静的心境, 凡事顺其自然。钓鱼、书法都能让人平心静气, 心静自然凉。

秋养肺，要戒忧。肺为娇脏对天气变化敏感，秋风冷雨、落叶残荷，萧条的深秋景象，总是让人觉得不胜凄凉，产生抑郁情绪。这时登高望远，看看苍茫大地的宽阔辽远，往往能激发斗志消减秋愁。

冬养肾，要戒恐惧、抑郁。冬季日照减少、寒风凛冽，易扰乱人体阳气，变得萎靡不振，引发抑郁。多晒太阳、参与集体活动，能振奋精神，重拾朝气。

情志调理的重点建议：正面思维

俗话说："笑一笑，十年少；愁一愁，白了头"。意思是说，愉快的精神状态，可使人心情开朗，满面春光，福寿俱增；不良的精神刺激，会使人心情抑郁，疾病缠身，夭亡短寿。良好的情绪是人体的一种最有助于健康的力量，而要规避不良情绪带来的负能量，正面思维无疑是一种好的方法。

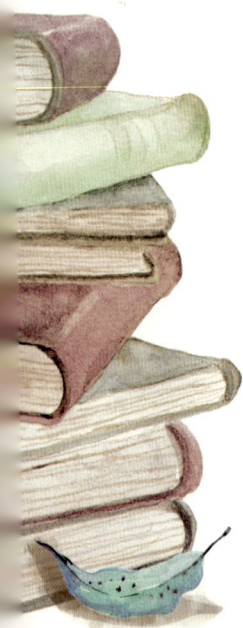

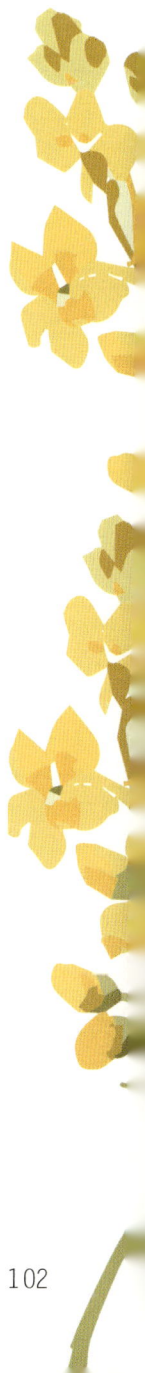

正面思维是人在处理任何事情时都能以积极、主动、乐观的态度去思考和行动，并促使事物朝着有利的方向转化，它会使人在逆境中更加坚强，在顺境中脱颖而出，变不利为有利，从优秀到卓越。另外，积极乐观的人身边总是围绕着一群良师益友，因为正面思维能够为自己和他人带来正能量。

做到正面思维，其实也不难，只要我们在思考问题的时候站在更高的角度全面考虑。因为角度和位置的不同，感觉和视野就会不同，由此所带来的心态和方法也会不同。当视野开阔了，关注到的人和事会相应增加。这时就需要学会站在对方的角度思考问题，主动给予他人更多的理解和宽容，也更容易获得他人的认同。最后做到关注对方的感受，让对方感觉到被尊重、被重视。事情就会由杂变简，由难变易，人会更加积极乐观、自信、开放、包容、充满活力，也更加容易获得成功。

人是自然界的一份子，生活在天地万物之间，当自然环境发生变化时，人也应主动调节生活作息安排与之相适应。中医养生强调的是，与其花费大量金钱看病，不如在疾病发生前预防。

要养生，不用求之于外。英国学者李约瑟曾经说过：**"在世界文化当中，唯独中国人的养生学是其他民族所没有的。"**中国五千年的文明史就是在中医及中医养生的护养下得以延绵不绝、代代相传的。

要养生，重在保养自身的本能。在专业人士的帮助下，正确了解自身的体质状况，采用针对性的养生方法，从生活方式的各方面着手，让自身正气充足、阴阳平衡、脏腑协调，就达到了养生的目的，实现了养生的目标。

"三调养、四合理"，传承中华民族两千年中医养生精髓，结合现代生活环境及规律，为我们提供了一套简单有效的养生方法。找到适合自己的养生方法，并且坚持下去，才能让健康真正掌握在自己手中！

扫描二维码观看专家养生讲座

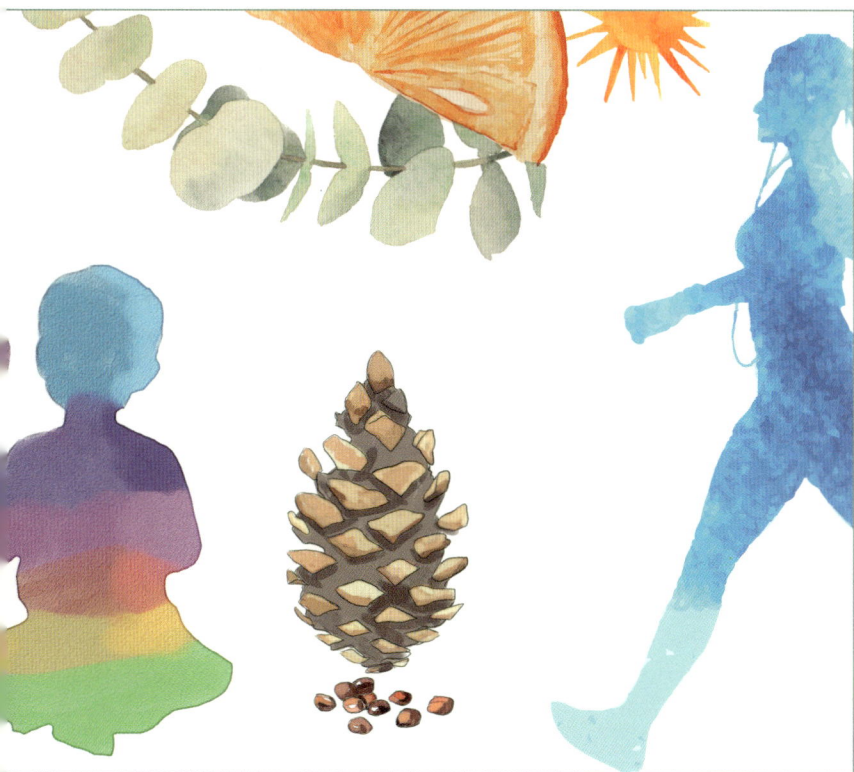

第三章

各类人群养生要点

养生是关系健康的大事，各个年龄阶段、各类人群都有各自不同的养生要点。

现在老百姓对"养生"有一些误区，认为养生就是老年人的事，大多数的中青年会觉得自己身体好着呢，不用这么着急想养生的事情。其实我们知道养生是调理身体、预防疾病的手段，应该是各个年龄阶段、各类人群都需要的。针对这种情况，请您给我们提供各类人群的养生要点建议，帮助我们找到适合的养生方法，获得健康。

! 回答　王新陆教授

确实，养生是每个人都要注意并且坚持的事情，毕竟这是关系健康的大事，各类人群，因为身体条件、环境影响等，都有各自不同的养生要点。

儿童养生要点

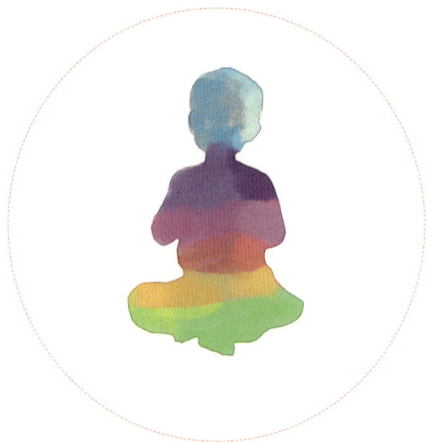

儿童为稚阳之体,机体正处于生长发育的过程之中,在肌肤、脏腑、筋骨和津液等方面均柔弱不足。在这个时期,许多器官和组织尚未发育成熟,新陈代谢旺盛,吸收、排泄都比较快,所以儿童养生需强调体质本性,顺从本性调养,以提高自身的免疫力为重点。

膳食不过精

儿童的饮食,要注意不要过精、营养成分不宜过高,主食可添加五谷杂粮。进食过精将会影响儿童机体本身的纳吐功能。而且,饮食应以"七分饱"为度。因为儿童的脏器娇嫩,脾胃的运化功能尚未健全,如果饮食不加节制,就会损伤脾胃,影响儿童的生长发育。

未病先防

儿童养生需顺应自然,以预防为主,未病先防,提高自身免疫力。所以俗话也有"若想小儿安,常带三分饥与寒"的说法,其实就是为了锻炼儿童忍耐饥饿和寒冷的能力,在孩子成长的过程中适度的适应寒冷,可以增强他们自身体质和免疫力,减少因为温度变化而生病的几率。

亲近自然

玩耍是孩子们的天性，可以多带他们参加一些户外活动，比如跑步、爬山等等，你会发现孩子们非常喜欢接近大自然，喜欢在大自然中寻找乐趣，他们会从中锻炼自己的观察力、交往能力和自我保护能力。

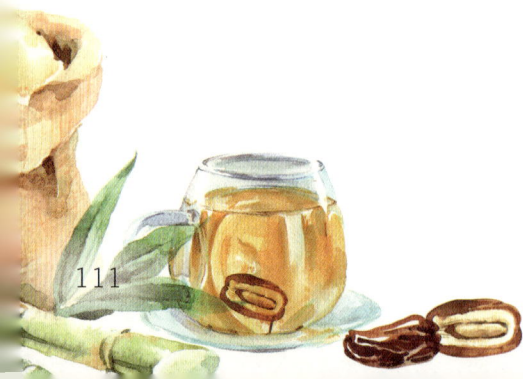

中青年养生要点

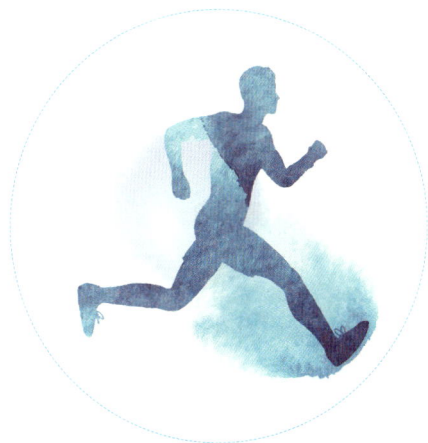

现今社会生活节奏快，中青年受到来自社会、家庭、工作的压力，精力消耗明显。新时代的中青年，又大多为独生子女，在家中备受呵护，通常都缺乏心理调整的磨炼，受到的挫折较少，一旦面对较大的压力且无法进行自我排解，就易陷入消极的情绪中。除了自身的原因之外，社会层面的原因也是导致中青年心理健康问题的重要因素：缺乏对于信仰的培养及正能量的正面影响，社会对于成家立业提出非常高的物质要求，这些都是中青年压力的来源。上述种种最终都易导致情绪问题的出现。所以中青年的养生要点，主要就在于情志上的调理。

调整生活作息

良好的生活作息有助于减压，吃饭定时适量，减少非必要的熬夜和应酬，这些都能够带来良好的生物节律，降低机体的负担。好好的睡一觉，其实也是一种很好的减压方法。

加强运动

许多年轻人在离开校园后，锻炼的意识和机会都会减少，工作强度大，加班熬夜的同时也减少了运动的频率。由于信息技术的发达，很多工作都可以通过网络完成，进一步减少了体力活动的机会。加强运动锻炼可以让人保持充沛的体力，也可以起到减压发泄的作用。

学会自我心理调整

许多人有一个误区，认为心理调整就是对冲突妥协和逃避冲突。其实，自我心理调整是在面对压力与冲突时，能够做到不被其影响自己的心情，能够从心理上释放不良情绪。多阅读，多思考能够有效地提升减压的能力。

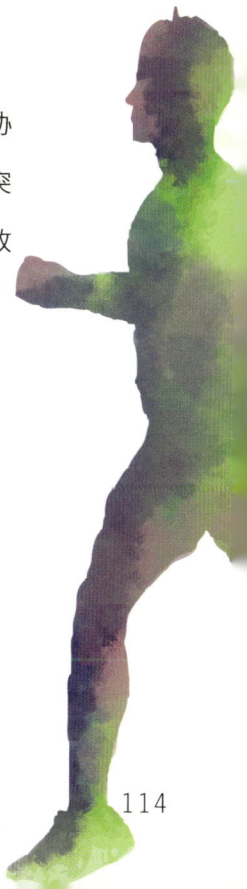

老年人养生要点

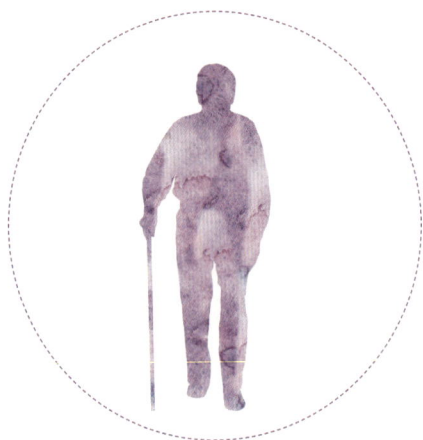

世界卫生组织根据现代人生命状况，提出了人生阶段年龄的新划分，把60岁以上人统称为老年人。老年人属于特殊人群，整体机体功能退化、老化，代谢功能衰退，在各个方面均需要特殊对待。老年人养生，是指颐养生命，保持健康，少生疾病。老年人的养生之道，就是延年益寿的方法。

饭菜软烂，喝茶有道

老年人消化功能减弱，要有合理的营养膳食结构，而粥有软、烂、稀的特点，便于进食，又便于消化，是老年人饮食的有益选择。另外，茶是养生佳品，但老年人喝茶要掌握"清淡为好，适量为佳，饭后少饮，睡前不饮，即泡即饮，忌茶服药"的原则。总而言之，老年人的饮食养生之道，主要包括讲究饮食卫生、饭菜宜软烂、四季食物各异、定时而食、适情而餐。

坚持运动，强度适宜

生命在于运动，进入老年后，科学有效、规律持久的健身运动是老年保健的重要手段，可以有效调节身体各脏器的功能，增强机体的免疫机制，促进新陈代谢，预防各种疾病的发生。但是老年人的各项生理功能在下降，血管弹性变差，因此要根据年龄特点选择适宜的运动养生方法，如老年人易患骨质疏松，所以不建议进行爬楼梯、爬山等运动，以避免关节磨损。另外，老年人不宜选择强度大、对抗性强、速度快及需要憋气的项目，以免引起心肌缺血、心脑血管意外、骨折或其他伤害事故。还要注意动静有度，劳逸结合。行走具有和缓、轻松、安全、平稳等特点，可以通络活血，助脾益胃，强腰壮膝，养心宁神，延年益寿。走得流畅洒脱，如行云流水一般，就达到目的了。

积极乐观，保持信心

养生贵在养心，人到老年容易紧张、忧虑、失落，也易激动发怒。所以老年人应该注意自己的个性修养，保持乐观豁达、心情开朗和积极向上的人生态度。"老当益壮话黄忠，夕阳为霞尚满天"，老年人还需要保持信心，可以做一些力所能及的工作，发挥余热。有良好的情绪和顽强的毅力，才可以保持身心健康，延缓衰老。

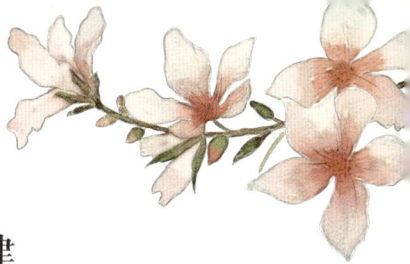

顺应四时，生活规律

　　阴阳、四时的变化，是万物成长的终始。顺应它，就不容易发生疾病，这是健康长寿的法则。老年人养生，更应该以调和阴阳、顺应四时为重。根据四时变化合理地安排起居作息，建立符合自身生物节律及自然界阴阳消长的活动规律，以保证身心健康，延年益寿。

女性养生要点

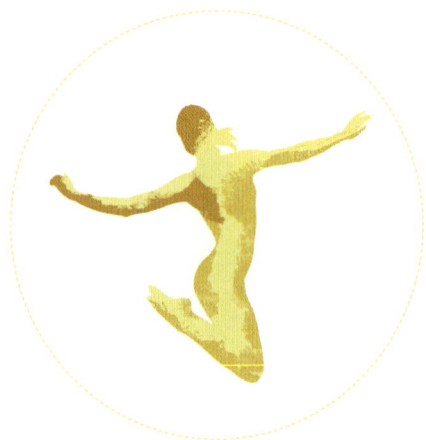

中医讲女子的"经、带、胎、产"，是指女子的月经、带下、怀孕和生产四种生理现象。女性养生，主要注意以上四种生理现象的调理，而重点就是益气补血。另外，情绪调理也是女性要重视的养生要点。最后，女性对于养颜有着与生俱来的需求，而这需要由内而外的调养，既要注重外在的护肤，又要注重内在的调理。

益气补血

很多女性会遇到气血不足的情况，经常出现疲倦乏力、头晕心悸、面色晦暗。这个时候就要注意了，平时饮食可以多吃鸡肉、菠菜、胡萝卜、香菇、鸡蛋、红糖、红枣、桂圆肉、枸杞子等；运动可以促进血液循环，加快新陈代谢，保持运动也能让自己面色红润，面如桃花。

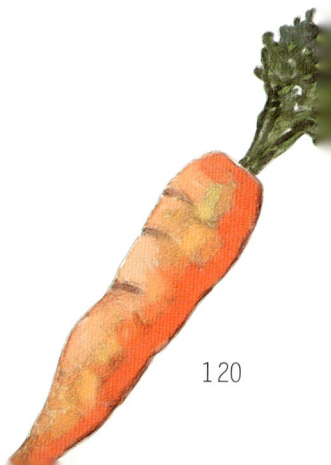

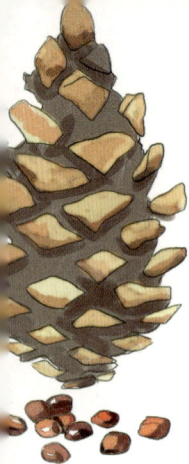

更年期情绪管理

女性更年期综合征多发生于40~60岁，由于生理和心理改变而出现的一系列的不适情况，会烦躁易怒，心悸失眠或忧郁健忘，腰背、四肢酸痛等。女性，特别是年龄较大的女性应该认识到更年期是一个正常的生理变化过程，不必过分焦虑，从而解除思想负担，保持乐观情绪，平时要特别注意日常生活的自我调理，注意劳逸结合，保证充足睡眠，坚持体育锻炼，加强饮食调理等。

五脏养颜

要想养颜，先要从内在的调养开始，比如阴虚的人脸色发红；阳虚的人脸色发白；脾胃虚弱的人面黄肌瘦；肝不健康，脸色发青，斑也会多些。所以，内调非常重要。

肝

"肝在体合筋，其华在爪"。肝血充足，筋得其养，运动灵活有力，形体强健，指甲坚韧、红润、有光泽。如果肝血亏虚，则运动能力减弱，指甲也脆薄、干枯，甚至变形。绿色与肝对应，如果肝不好，脸色就会发青；肝藏血，如果肝血不足，就会出现皮肤粗糙；如果肝火旺，就容易口臭、长痘痘；若是肝气郁结，则会脸色暗沉，长斑。

养肝先安睡。子时，也就是23点前就要入睡，有利于养肝胆，能"推陈出新"，所以说女人要睡"美容觉"就是这个道理。

心

"心主血脉，其华在面"。当我们心功能正常时，面色就自然显得红润有光泽；相反，心的功能失常，面部供血不足，皮肤得不到滋养，脸色就会苍白，或者蜡黄没有生机。

莲子是补心的佳品，可以补血养心，润肤红颜。爱吃零食的女性可以吃杏仁，补气安神，皮肤红润。除了饮食，情绪的平和也是美容的一种手段，心情好自然气色也好。

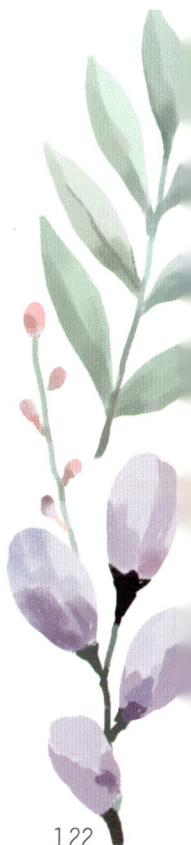

脾

"脾在体合肉，其华在唇"。如果脾功能不好，则肌肉失养，倦怠无力。口唇受脾的气血濡养，其色泽可以反映脾的盛衰及其功能的强弱。脾气健运，气血充足，则口唇皮肤红润光泽；脾失健运，则气血衰少，口唇淡白。

健脾首先要会吃，养脾的食物有小米、粳米、红薯、玉米、南瓜、山药等。脾喜干喜温，到了夏季，女性要注意少喝冷饮，不然会损伤脾胃。

肺

"肺在体合皮，其华在毛"。肺可以将津液向外输送至皮毛，发挥其滋养、滋润的作用。如果肺燥，皮肤就会失去养分变得干燥，此时如果做好润肺的工作，加上护肤品的外部保湿，里应外合可使补湿、润肤的作用加倍。如果是肺热，则可引起痤疮，就是常说的痘痘，可以多吃清肺的食物，少吃辛辣。如果肺气虚，则会脸色苍白、少气懒言，补气就是关键了。

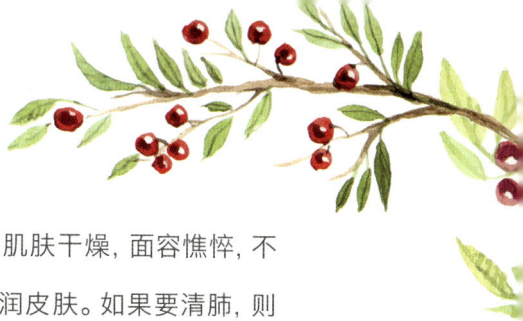

要润肺，不得不提百合。如果肌肤干燥，面容憔悴，不妨用百合煲粥，补肺气、养肺阴、润皮肤。如果要清肺，则可以喝点金银花茶。

肾

"肾在体合骨，其华在发"。肾好，则骨骼坚固有力，毛发浓密润泽。肾气充足皮肤就会白嫩有弹性。肾功能不好，则骨质脆弱，头发枯萎、早脱早白，皮肤也会差些，比如肾阴虚会表现为皮肤干燥瘙痒，肾阳虚则会表现为面色苍白。所以想养颜补肾也很重要。

要养肾，坚果是不错的选择，比如核桃、板栗、松子、榛子等，都是益肾的食物。肾阴虚可以吃些百合、蜂蜜；肾阳虚则可以多吃羊肉、韭菜。

男性养生要点

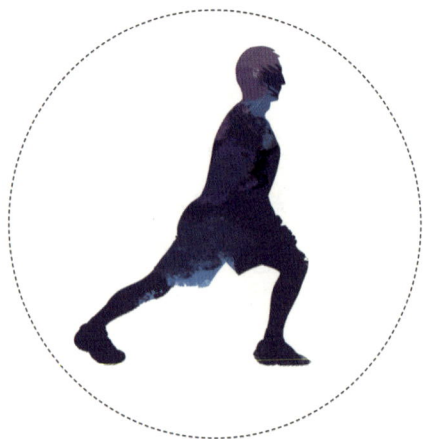

当今社会，随着生活成本的提高，对于男性的要求也越来越严格，物质条件上要有房、有车，精神层面上要上能了解国家大事、世界格局，下能有健康的情操——健身、游泳、音乐、摄影样样精通，想要成为一个众人眼中成功的男人真是一件十分不易的事情。男同胞们在付出努力与汗水的时候，往往会忽略了对自身健康状况的重视，从而导致一些亚健康情况的出现，所以养生观念的普及对于男性而言，非常重要。

戒烟限酒，控制饮食

如果把机体比喻为一辆车，那心血管系统可谓这辆车的发动机。良好的心脏功能是健康机体的重要保障。对于男性来说，由于工作的关系，经常需要应酬，吸烟饮酒很难避免，这些都为心血管疾病的出现埋下了隐患。而戒烟限酒和对于高脂肪、高胆固醇食物的控制可以有效地降低心脑血管疾病的风险。

注意对前列腺的保养

前列腺是男性特有的器官，它一旦出现问题，会严重影响男性的正常生活。统计表明，超过50%的男性，一生中至少会被前列腺疾病困扰过一次。为了减少前列腺疾病的发生，需要男性对于前列腺这个器官的保养加强重视，做到多饮水，保证排尿，保持健康的性生活频率，注意卫生，多吃蔬菜和水果，少食辛辣、刺激的食物。

面对压力学会自我调节与倾诉

面对压力，最好的方式不是忍耐，而是想办法进行排解。运动、读书等习惯都可以有效地缓解压力。另外，许多男性认为找人倾诉是软弱的表现，从而不愿意进行倾诉。事实上，对家人、朋友的倾诉，不仅可以有效缓解压力，同时也可以起到增进感情的目的，一举两得。

家庭养生要点

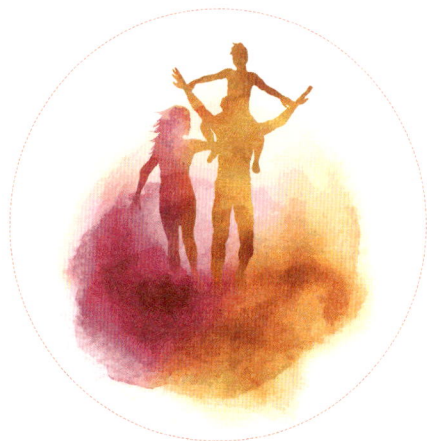

家庭，是组成社会的基本单元，如同社会的细胞一样，每一个家庭的健康都为社会整体的健康做出贡献。家庭氛围、饮食结构、生活习惯等对于人们个体和社会群体的健康状况的影响都非同小可。家庭养生，即以家庭为单位的健康管理已成为社会健康重要的前提条件，培养起良好的家庭养生意识，是实现社会健康的先决条件，传承着对健康的理解及坚持，而这种良好生活习惯的传承则是以后整个家族甚至社会的健康理念养成的基础。

培养良好的生活习惯

　　一个家庭的组成，父母之间是由于爱情、三观和生活态度而结合，而孩子则从出生起就同时受到父母双方的影响，彼此间的生活习惯是最容易找到平衡点的。所以，培养一个适合于家庭所有成员的生活习惯，是最简单易行且行之有效的家庭养生方法。其中包括培养健康的饮食习惯、良好的作息时间、规律的运动习惯、正面的情绪管理等。

家庭成员间的心理健康监护

除工作以外，人们最多的时间就是与家人相处，对于彼此的心理状态是最为了解的。相互间的鼓励、关心和帮助会对于每一位成员的心理健康起到极大的促进作用。创造轻松、正面、积极向上的家庭氛围，成员之间相互包容、理解是保证家庭心理健康的重要方法。

家庭成员间的健康关怀

家人共同生活的时期，身体上的不适是最容易被发现的。所以，对于家庭成员的健康状况的关注与保持尤为重要。正因如此，才需要对于家庭进行健康保健教育，让每一位家庭成员都能够成为家庭健康的监护者与管理者。当家庭成员中有健康问题出现时，及时的调养或者购买保健品调养，也是家庭成员互相关爱的体现，为家庭和谐打下良好的基础。

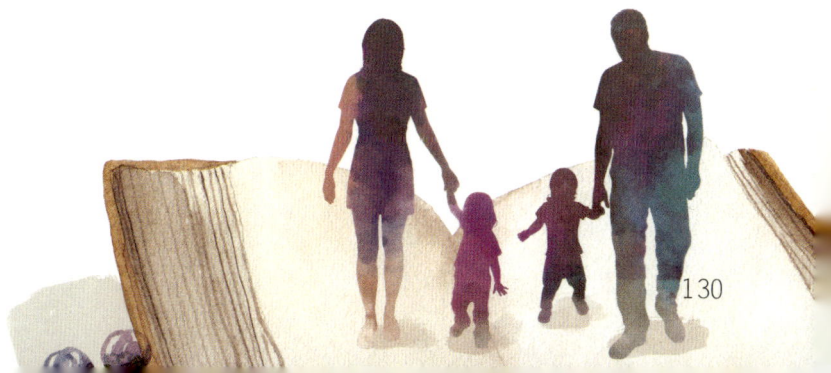

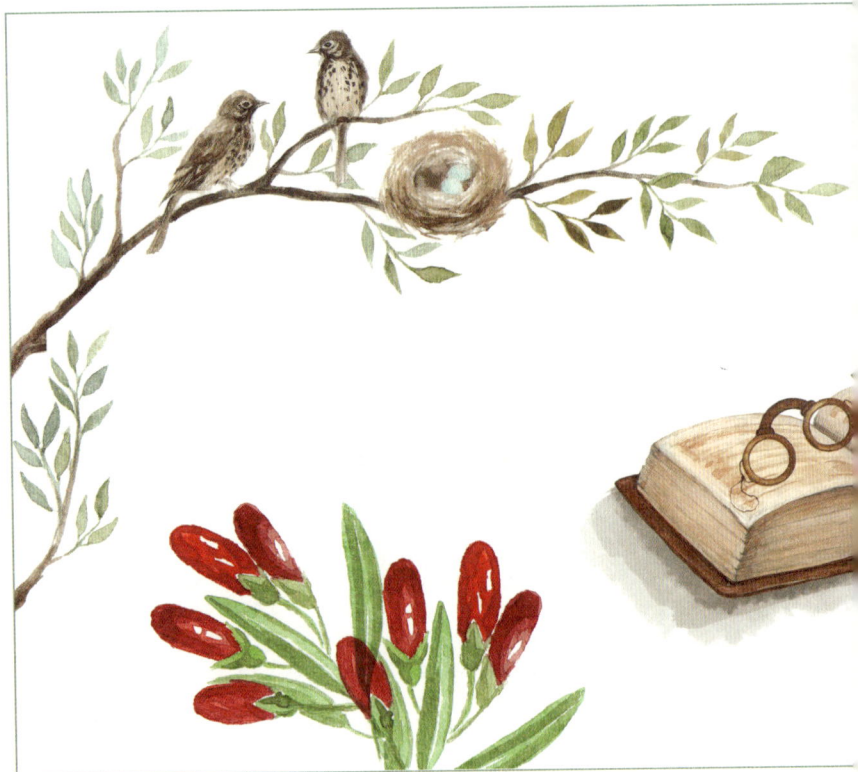

扫描二维码观看专家养生讲座

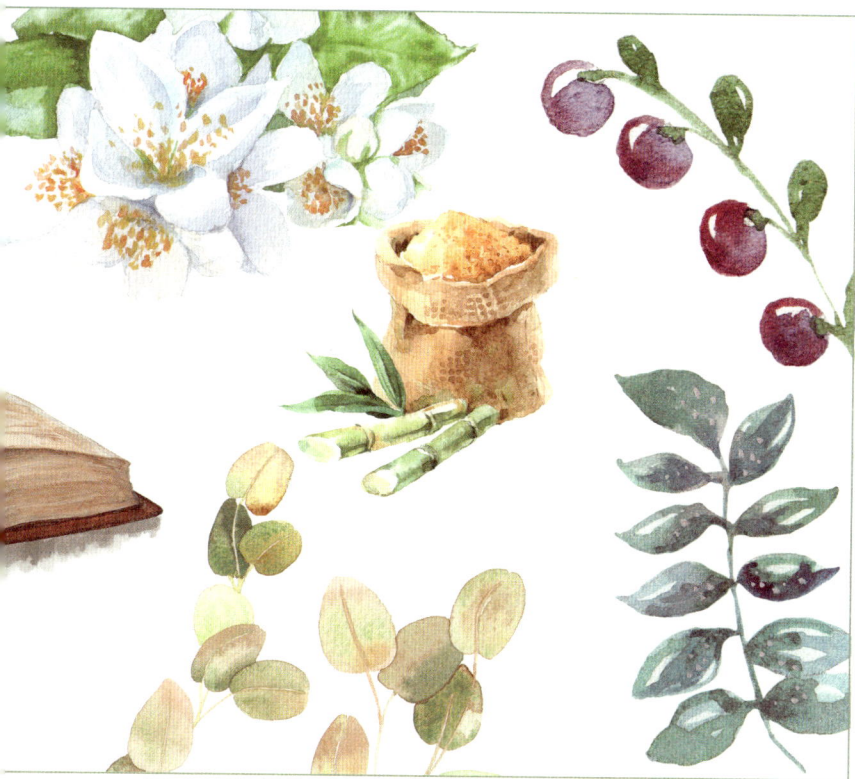

第四章

让养生远离纠结

找到适合自己的方法，坚持不懈地做下去，养生就会变得很简单。

随着生活水平的不断提高，人们对健康长寿的需求越来越强烈，养生热更是席卷全国，成为人们茶余饭后的重要话题。同时，在积极养生的过程中，我们也会遇到很多养生的疑问，想养生而不得其法，想养生而不得其效。请您给大家一些建议，解答一些常见的健康问题，指引我们走上养生的康庄大道。

的确，目前养生的书籍、节目有很多，老百姓可以接触很多养生的信息，随之也带来了很多养生的疑问。

健康问题一

人人都需要养生吗

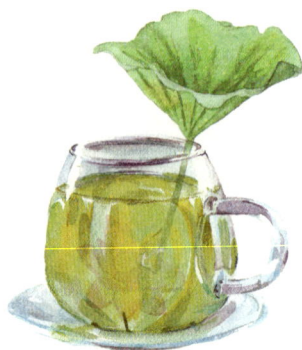

养生指保养、调养、颐养生命，以期达到健康、长寿的目的，是中华民族传统文化的一个有机组成部分，也是老祖宗们在长期的生活实践中总结生命经验的结果。养生不仅是一种健康的生活习惯，更是人类文明和社会素质的体现。中医学的养生方法，贯穿于衣食住行的各个方面，每一个人，无论是年老还是年少，都应该好好关注自己的健康！

养生适用于各个年龄段的人，比如幼儿期的养生以预防为主，主要在于提升自身的免疫力；中青年应该保持良好的生活习惯，尤其是对尚处于20～30岁的人来讲，应该开始注意保养自己的身体，尽早进行身体的调理；老年人则要注重精神的调养，保持起居规律、饮食适宜、锻炼有常，延缓衰老。

与此同时，习近平主席在"健康中国2030"规划会议中也强调，要坚定不移贯彻预防为主方针，坚持防治结合、联防联控、群防群控，努力为人民群众提供**全生命周期的卫生与健康服务。**所以，养生是每个人都需要做好的功课，每个人都应该重视养生，做好养生。

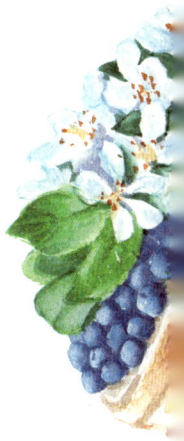

健康问题 二

养生有速成的方法吗

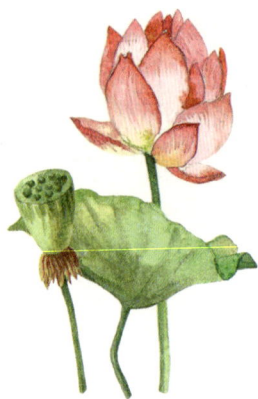

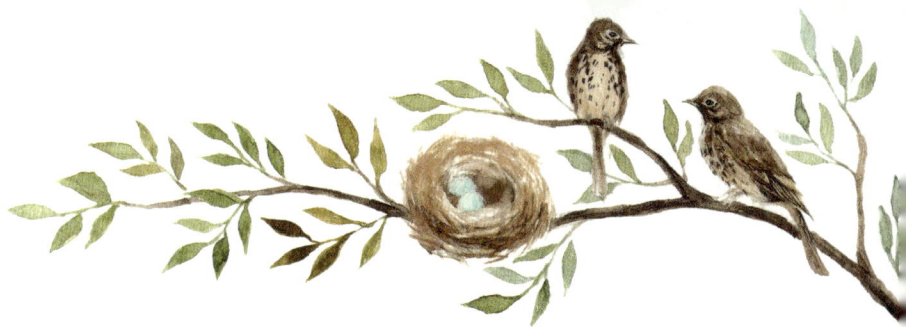

现在人们工作生活的节奏都很紧张，办事都讲求效率，对养生也常常急于求成，希望一个养生法子做个几天就能见效，才过了十天半个月就想把几年，甚至几十年累积起来的问题一扫而空；又缺乏耐心，好了伤疤忘了疼，身体一旦有了起色就又开始纵容自己，养生的成果刚萌芽的时候就被扼杀了，实在是非常可惜。

"不积跬步，无以至千里。" 养生，是一个持续的过程。养生，需要积累、需要坚持。

嵇康的《养生论》中有句话，"常谓一怒不足以侵性，一哀不足以伤身，轻而肆之。"以为一次两次的发怒和悲伤不会影响身体的健康，所以轻慢、懈怠，放纵自己，最终受伤的还是自己。

我认识一位70多岁的宁夏老人，身板硬朗，牙齿坚固洁白，头发只有两鬓略显花白，不管是谁第一眼看到，一

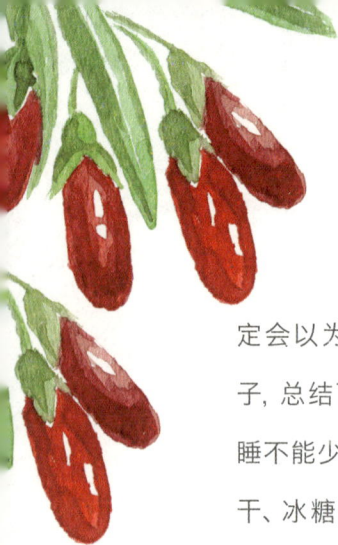

定会以为他是位50多岁的人。老人没有特别的养生法子，总结下来就是一杯茶、少烟酒、细嚼慢咽七分饱、午睡不能少。每天一杯茶，就是红枣、枸杞子、桂圆肉、葡萄干、冰糖、绿茶，早起泡上水，喝完加水，晚上吃掉枸杞子、桂圆肉。几十年坚持下来，养生的效果在他身上有了很好的体现。

养生不是一朝一夕的事情，没有一定时间的积累，任何方法都不可能见效。如果只是一味地追求速效，只能实现短期的效果，却无法得到长治久安的健康。

健康问题 三

养生可以从哪里着手

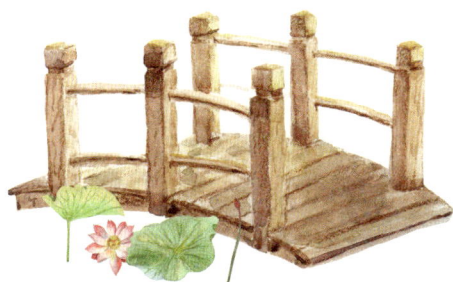

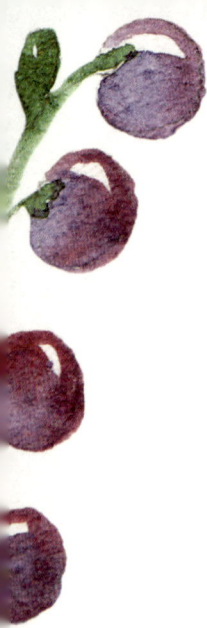

良好的生活习惯是养生的基础，但是人们却常常忽视这一点，一有问题就寻医问药、求助于外界，没有从自己的生活习惯找问题，不知道小习惯大毛病的道理。

常常会看到这样的情景：寒冷的冬季，爱美的姑娘们穿着长不及膝的短裤或短裙，将娇嫩的膝盖交给一层薄薄的丝袜或干脆就裸露在寒冷的空气中；夜深了，原本是睡觉的时间，可是大街上、酒吧里、餐厅中依然是热闹非凡；一边吃着滚烫的火锅、一边喝着冰凉的啤酒，忘记了"热不灼唇、寒不冰齿"的告诫；任凭空调将四季浓缩为一季，没有了寒暑交替，也让身体偏离了春生、夏长、秋收、冬藏的养生轨道。

无视生活的客观规律，养生就变成了无本之木、无源之水。

我有一个患者，是个护士，连续两年都上夜班，养成了昼伏夜出的生活习惯。结婚多年，看着身边比自己晚结婚的朋友都怀孕生子，自己的肚子却一点动静都没有，心急如焚，走了不少医院、花钱不少效果不大。经朋友介绍到我这里就医，首先让她改上白班，改变昼伏夜出的生活习惯，该睡觉的时候睡觉，半年后，她如愿以偿地成为了准妈妈。

饿了要吃饭，渴了就喝水，困了就上床休息，天亮起床，天黑上炕，冬天穿棉袄，夏天拿蒲扇，郁闷的时候出去外面走一走，高兴的时候和朋友引吭高歌。这些最最简单不过的生活规律向人们揭示了最朴素的养生方法。按照生活规律办事，身体自然获得健康；无视生活规律的挥霍健康，早晚健康受损、疾病上门。饮食有节、起居有常、劳逸结合、持之以恒、积极应变，当我们给健康的蓄水池加满水的时候，偶尔的病痛、偶尔的放纵都能快速恢复。

良好的生活习惯是健康的基础，合理的饮食、起居、运动、情志等生活习惯是健康的保障。离开了生活习惯去追逐养生的"灵丹妙药"，只能是海市蜃楼。

现代人欲望太多、节制不够、夜生活越拉越长，只管消耗、不重保养，富贵病越来越多。要想做好养生，不用走遍千山万水找师傅，生活已经给了我们很多提示、很多建议，是养生最好的良师。

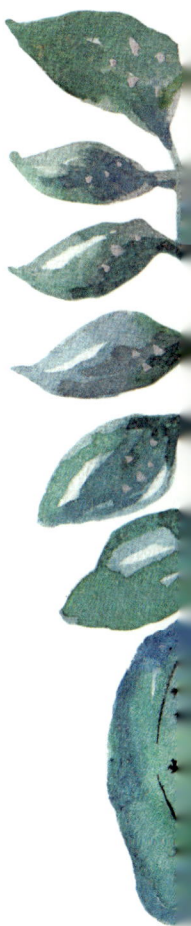

健康问题 四

为什么别人的养生方法
我用了却没有效果

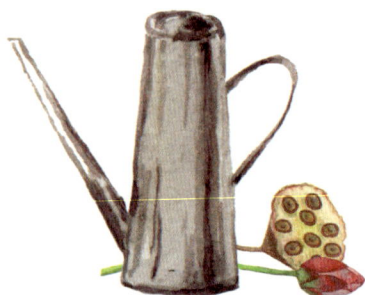

很多人都有过类似的经历：听朋友讲，做什么运动减了好几斤，马上也去做那种运动，结果过了一段时间，身体不但没有瘦下来反而更重了；看别人喝芦荟汁皮肤漂亮了，自己也想排毒，结果一喝就过敏；看别人喝绿豆汤消暑，可是自己喝了却拉肚子等等。

人的体质是有区别的，不同的体质要用不同的养生方法，从饮食、起居、运动、情志等方面都应根据自身的特点找到适合的养生方法。

不了解自己的身体状况，盲目地照搬别人的方法，养生就达不到想要的效果。

有个晚辈是一位特别追求小资的女孩，受一位同事的影响很喜欢喝咖啡。可每次喝完咖啡后，她就上火，牙齿痛、喉咙干，甚至还会便秘，这让她苦恼不已。

为什么会出现这样的问题呢？

从中医养生的观点看，根本原因是忽略了别人的身体状况和自己的不同。原来，她的同事比较胖，胖人多湿，咖啡性燥，所以胖人喝咖啡不仅可以解除困倦，还能利用咖啡的燥性让胖人体内的湿得到缓解，可以说是一举两得。可她很瘦，瘦人多火，再被咖啡的燥性加把干柴，火就愈发旺了起来，怎么能不上火呢？！

所以，一定要认清自己的身体、了解自己的身体状况，做到"对体而养"，养生才能有的放矢、发挥效果。

从以上这些健康问题可以看到，除了遵循"三因制宜"的养生原则，我们还要认识到养生的目的是让身体达到"平和"的状态，以平为期、以和为贵，否则，就会过犹不及。

此外，加强对自己的了解，是养生的基础之一。这就需要一定的知识，如孩子在成长的过程中需要补钙、缺碘地区需要补碘，这些是一般规律、是常识。

如何判断养生方法适合与否呢？自我感觉很重要。

找到适合自己的方法，坚持不懈地做下去，养生就会变得很简单。

后记

追寻养生的脚步，探索生命的意义

呈现于读者面前的这本《养生固本 健康人生》，是一本专门探索养生方法和养生目的（生命意义）的书籍，也是近年来站在中医养生角度来思考生命健康目标的书籍之一。

之所以选择站在中医养生的角度来探索生命的发展和意义，就是因为，从中华五千年文明发展的历史轨迹来看，养生文化独树一帜，在探索人体健康、人与自然环境、人与社会环境和谐相处、融洽共存等方面留下了许多宝贵的财富。

从远古走到现在，中医养生的发展一直都是一脉相承，与时俱进，不断发展的，中间虽然出现了一些挫折，以至于让现代人们对中医养生有了一些认识误区和偏颇之处，但总的来说，中医养生给予我们的一直是积极、向上、发展的正能量。

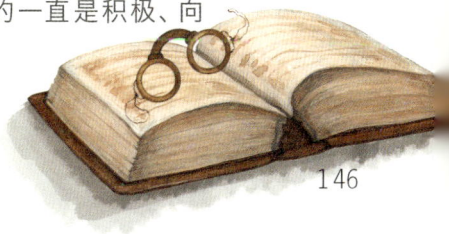

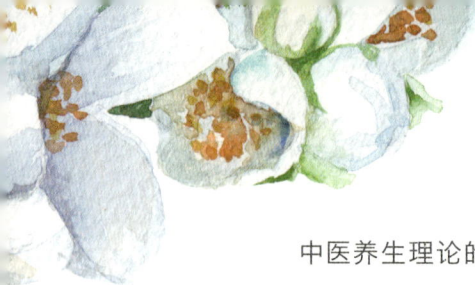

中医养生理论的发展，核心只有一个，那就是探索提高生命和生活的质量，达到健康人生的状态。

中医养生，一方面追求人体内在功能的提升，以达到内外相谐、身体康健的目的；另一方面，又追求人更好地适应自然、社会的发展，以达到精神内守，与社会和谐相处的目的。

从这两方面来说，中医养生，在探索提高生命质量之时，延长了人类生命的"量"变式发展；它又在探索天人合一的生活方式之时，推动了人类社会的"质"变式发展。

这对现代社会中热爱生活的人们来说，是具有积极的指导意义和实践作用的。

我希望，通过这本书，能够帮助人们找到一条管理生活、提高生命质量的途径，以最终达到生命整体和谐，社会融洽发展的目的。

王新陆

2018 年 1 月 1 日

附录

保健食品可用和禁用物品清单

一、既是食品又是药品的物品名单

（按笔画顺序排列）

丁香、八角茴香、刀豆、小茴香、小蓟、山药、山楂、马齿苋、乌梢蛇、乌梅、木瓜、火麻仁、代代花、玉竹、甘草、白芷、白果、白扁豆、白扁豆花、龙眼肉（桂圆）、决明子、百合、肉豆蔻、肉桂、余甘子、佛手、杏仁（甜、苦）、沙棘、牡蛎、芡实、花椒、赤小豆、阿胶、鸡内金、麦芽、昆布、枣（大枣、酸枣、黑枣）、罗汉果、郁李仁、金银花、青果、鱼腥草、姜（生姜、干姜）、枳椇子、枸杞子、栀子、砂仁、胖大海、茯苓、香橼、香薷、桃仁、桑叶、桑椹、橘红、桔梗、益智仁、荷叶、莱菔子、莲子、高良姜、淡竹叶、淡豆豉、菊花、菊苣、黄芥子、黄精、紫苏、紫苏籽、葛根、黑芝麻、黑胡椒、槐米、槐花、蒲公英、蜂蜜、榧子、酸枣仁、鲜白茅根、鲜芦根、蝮蛇、橘皮、薄荷、薏苡仁、薤白、覆盆子、藿香。

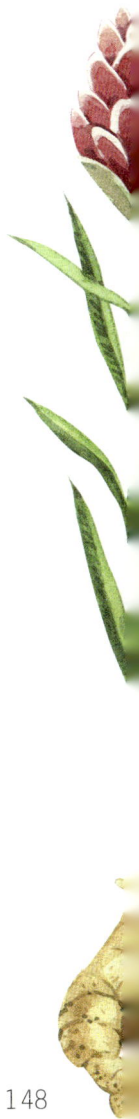

二、可用于保健食品的物品名单

（按笔画顺序排列）

人参、人参叶、人参果、三七、土茯苓、大蓟、女贞子、山茱萸、川牛膝、川贝母、川芎、马鹿胎、马鹿茸、马鹿骨、丹参、五加皮、五味子、升麻、天门冬、天麻、太子参、巴戟天、木香、木贼、牛蒡子、牛蒡根、车前子、车前草、北沙参、平贝母、玄参、生地黄、生何首乌、白及、白术、白芍、白豆蔻、石决明、石斛（需提供可使用证明）、地骨皮、当归、竹茹、红花、红景天、西洋参、吴茱萸、怀牛膝、杜仲、杜仲叶、沙苑子、牡丹皮、芦荟、苍术、补骨脂、诃子、赤芍、远志、麦门冬、龟甲、佩兰、侧柏叶、制大黄、制何首乌、刺五加、刺玫果、泽兰、泽泻、玫瑰花、玫瑰茄、知母、罗布麻、苦丁茶、金荞麦、金樱子、青皮、厚朴、厚朴花、姜黄、枳壳、枳实、柏子仁、珍珠、绞股蓝、胡芦巴、茜草、荜茇、韭菜子、首乌藤、香附、骨碎补、党参、桑白皮、桑枝、浙贝母、益母草、积雪草、淫羊藿、菟丝子、野菊花、银杏叶、黄芪、湖北贝母、番泻叶、蛤蚧、越橘、槐实、蒲黄、蒺藜、蜂胶、酸角、墨旱莲、熟大黄、熟地黄、鳖甲。

三、保健食品禁用物品名单

（按笔画顺序排列）

八角莲、八里麻、千金子、土青木香、山莨菪、川乌、广防己、马桑叶、马钱子、六角莲、天仙子、巴豆、水银、长春花、甘遂、生天南星、生半夏、生白附子、生狼毒、白降丹、石蒜、关木通、农吉利、夹竹桃、朱砂、米壳（罂粟壳）、红升丹、红豆杉、红茴香、红粉、羊角拗、羊踯躅、丽江山慈菇、京大戟、昆明山海棠、河豚、闹羊花、青娘虫、鱼藤、洋地黄、洋金花、牵牛子、砒石（白砒、红砒、砒霜）、草乌、香加皮（杠柳皮）、骆驼蓬、鬼臼、莽草、铁棒槌、铃兰、雪上一枝蒿、黄花夹竹桃、斑蝥、硫黄、雄黄、雷公藤、颠茄、藜芦、蟾酥。

注：出自《关于进一步规范保健食品原料管理的通知》

二十四节气养生要点

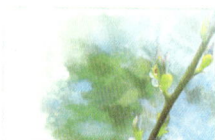

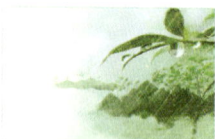

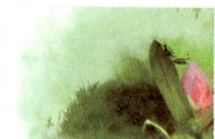

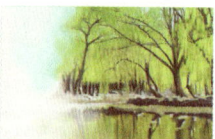

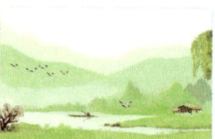

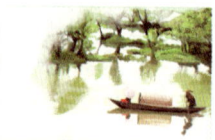

节气	养生要点
立春	立春雨水到，早起晚睡觉；一起去踏青，引颈放风筝；饮食增甘味，阳气好生发；不忙减衣物，春捂莫相忘；少怒少生气，安康度佳节！
雨水	雨水雨多气温升，春困袭来人困顿；寒潮仍多需谨慎，腿暖脚暖养生机；房屋通风常除尘，家居清爽精神足；新鲜蔬菜清肠胃，多喝粥汤护脾胃。
惊蛰	惊蛰雷响万物长，雨落天暖仍有寒；踏青畅怀放纸鸢，早起披发缓步行；调达肝木升阳气，散步郊游出外去；饮食清温少油腻，增甘少酸养脾气。
春分	春分，阴阳平分昼夜均；养生，循天道平衡为要；养阳莫忘滋阴，多晒太阳饮食均；养肝不能伤脾，多食辛甘少食酸。
清明	清明，肝气至旺脾易伤，饮食宜温多蔬果，增甘祛湿健脾胃；肝阳易亢心受扰，少盐少油少生气，心脑血管病远离。
谷雨	谷雨，天气渐暖雨水多，皮肤疏松正气弱；风湿入体筋骨疼，湿气困脾人昏沉；疏泄肝气扶正气，健脾祛湿生阳气！

151

节气	养生要点

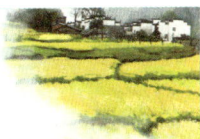

立夏

立夏,春去夏来天渐热,养心护阳不能忘;晚睡早起养阳气,远离空调行夏令;午后小休养心神,少食冰凉护脾胃;冬病夏养重预防,身心舒畅度炎夏!

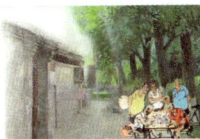

小满

小满小满,麦粒渐满;饮食清淡,粥汤多见;作息规律,勤加锻炼;运动适度,莫受凉寒;心态平和,宁静致远!

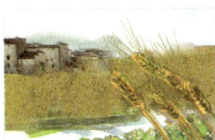

芒种

芒种日,梅雨期,暑湿易困脾;少食苦,多食辛,健脾解困乏;扶正气,养精神,不怕外邪袭;调肠胃,祛暑湿,佳肴好滋味!

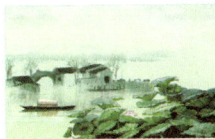

夏至

夏至到,鼓阳气滞寒消;莫贪凉,热茶比冷饮好;夜难眠,睡午觉精神好;消耗大,好胃口很重要!

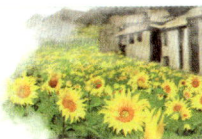

小暑

小暑到,吃苦要适量,增辛肺气养;空调得适度,热茶更消暑;出行避正午,汗出盐糖补;清热又祛湿,养心好度夏!

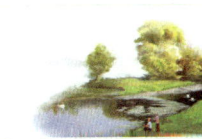

大暑

大暑,阳气至盛阴初长;暑热夹湿食纳差,饮食清淡多粥水;正气亏虚易感暑,扶正固本莫贪凉;活血通脉养心神,冬病夏养升阳气。

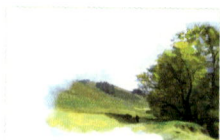

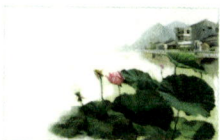

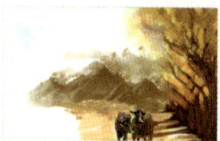

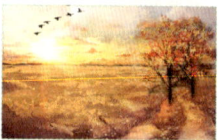

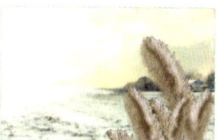

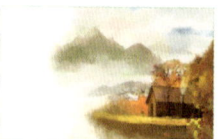

节气	养生要点
立秋	立秋入长夏，湿邪伤脾阳，少甜少辛辣，健脾护肠胃；湿热体内藏，牙痛痘猖狂，健脾助运化，祛火身安康；俘获秋老虎，悠然享美景！
处暑	处暑温差显，扶正感冒少；秋燥始明显，滋阴润肺好；阳气始收敛，阴津要涵养；小睡平阴阳，子午觉更好；健脾养肠胃，营养吸收好！
白露	白露到，早晚凉，勿露身，添衣物；天气爽，出游忙，多饮水，养阴液；秋燥始，肺易伤，梨有益，百合良；扶正气，强免疫，拒外邪，人健康！
秋分	秋分，寒凉刺激胃肠损，饮食温软淡素鲜，和胃健脾本自强；秋燥日盛肺易伤，睡卧不宁心发慌，润肺滋阴远秋燥，增进健康乐度秋！
寒露	寒露，寒气现露水重，脚暖助阳气敛；燥邪行口咽干，润肺防咳与痰；少辛辣多甘味，益胃助阴津藏；扶正固本，预防最强！
霜降	霜降，值深秋天转冷，血液循环变差；手足背都要暖，运动宜和要缓；切记霜降平补，润燥固表益气；正气足心脉强，健康才有保障！

节气		养生要点
立冬	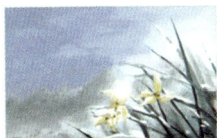	立冬，天寒地冻易伤阳，晒背散步是妙方；寒气初生燥更狂，滋阴润燥宜温补；肾阴肾阳齐调摄，固本强肾保健康！
小雪	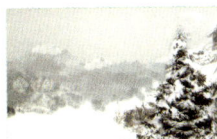	小雪，雨雪严寒重养阳，早睡晚起待阳光；添衣加被食温热，家家户户忙进补；先清余热通肠道，正气充盈享泰康！
大雪	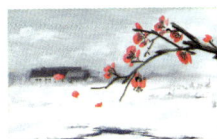	大雪，寒气更盛要护阳，头脚后背要保暖，运动适度防大汗，进补最是好时机，潜藏阳气好过冬！
冬至	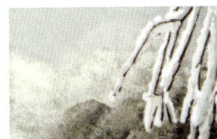	冬至到，阴已至极阳初生，静养才能护新阳，静坐闭目平心境，厚衣温食总相宜，扶正温肾益寿年！
小寒	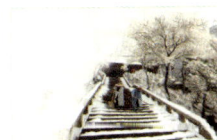	小寒时处二三九，天寒地冻雪花飘；适当运动要保暖，冬日养生莫偷懒；扶助正气平阴阳，调养脏腑拒寒凉！
大寒	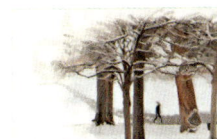	大寒，千里冰封寒气极，护阳潜藏扶正气；早睡晚起食补宜，心情乐观身安逸；气血充盈享寒冬，调养肾脏迎明春；健康人生永相伴！

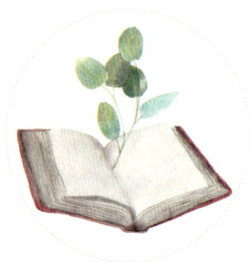

◇ 五味入五脏：酸入肝，甘入脾，苦入心，辛入肺，咸入肾。

◇ 生之本，本于阴阳。

◇ 正气存内，邪不可干。邪之所凑，其气必虚。

◇ 救治于后，不若摄养于先。

◇ 人与天地相生也，与日月相应也。

◇ 长寿的秘诀，是在于平时的自我管理。

养生就是

管理健康、管理生活、管理生命的学问。